さらにかんたん！
カーボカウント

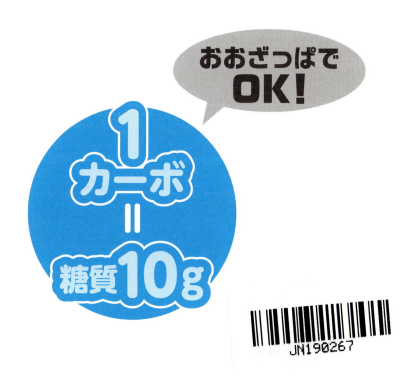

おおざっぱでOK！

1カーボ = 糖質10g

大阪市立大学大学院医学研究科発達小児医学
大阪市立大学医学部附属病院栄養部 編

クリニコ出版

はじめに

　私たちのグループが臨床でカーボカウントを使い始め，研究会や学会で報告し始めた 2003 年ごろには，カーボカウントもまだ認知度が低く，「日本食では合わないでしょう」，「西洋のように単純な食事ではないわが国では無理だ」といった意見をいただきました。このような疑問を払拭して，多くの 1 型糖尿病の患者さんたちにカーボカウントの有用性を知ってもらいたいという思いがあり，その段階では，名称をカーボハイドレートカウンティングやカーボカウンティングにするか悩みましたが，何より短く，いいやすいと考え，カーボカウントと命名しました。そして現在では，糖尿病に関係する医療者であれば，カーボカウントを聞いたことがないひとはいないぐらいの用語になりました。また，糖尿病の関連学会で 1 型糖尿病に関する研究や症例報告では，カーボカウントが当然のように出てくるようになりました。

　しかし現在，どの程度の 1 型糖尿病の患者さんが実際にきちんと使えているかという点では，十分ではないと感じております。「糖質量の見積もりができない」，「計算が難しい」という意見を聞きます。そこでこのたび，私たちが積み重ねてきた経験をもとに『さらにかんたん！　カーボカウント』を出版するはこびとなりました。

　わかりやすく，簡単に，カーボカウントを始め，使いこなしていただくことができるように工夫しました。できるだけ，多くの患者さんのお役に立てることを祈っております。

2019 年 7 月

川村 智行

編者・執筆者一覧

大阪市立大学大学院医学研究科発達小児医学
大阪市立大学医学部附属病院栄養部 **編**

■ 責任編集

川村 智行 （かわむら ともゆき）　大阪市立大学大学院医学研究科発達小児医学 講師

■ 執筆者（執筆順）

川村 智行 （かわむら ともゆき）　大阪市立大学大学院医学研究科発達小児医学 講師

藤本 浩毅 （ふじもと ひろき）　大阪市立大学医学部附属病院栄養部 管理栄養士

広瀬 正和 （ひろせ まさかず）　D Medical Clinic Osaka 院長

野井 香梨 （のい かおり）　大阪市立大学医学部附属病院栄養部 管理栄養士

本書に対するご意見，ご感想を，当社ホームページまでお寄せください。

→　http://clinica-pub.com/

目　次

はじめに

編者・執筆者一覧

Chapter 1 カーボカウント ……………………………………（川村 智行）7
  1 基礎カーボカウント…………………………………………………… 7
  2 応用カーボカウント…………………………………………………… 7

Chapter 2 糖質 10 g ＝ 1 カーボで始める …………………（川村 智行）8

Chapter 3 カーボを読み取る方法 ………………………………（藤本 浩毅）9
  1 糖質の多い食品を覚えよう！………………………………………… 9
  2 糖質の多い食品のカーボの読み取り方を知ろう！………………… 10
  3 味付けに含まれるカーボの読み取り方を知ろう！………………… 12
  4 市販食品の栄養成分表示を役立てよう！…………………………… 14

Chapter 4 基礎カーボカウント …………………………………（藤本 浩毅）15
  1 基礎カーボカウントの基本………………………………………… 15
  2 糖質量を一定にする方法…………………………………………… 16

Chapter 5 応用カーボカウント …………………………………（川村 智行）19
  1 基礎インスリンと追加インスリン………………………………… 19
  2 基礎インスリンの設定……………………………………………… 20
  3 追加インスリンの計算……………………………………………… 21
    練習問題 STEP 1 …………………………………………（広瀬 正和）27

Chapter 6 応用カーボカウント実践編 …………………………（広瀬 正和）29
  1 インスリン／カーボ比の調整……………………………………… 29
  2 食事内容とインスリン量からインスリン／カーボ比を推測する実践的な方法 …… 30
  3 インスリン効果値の調整…………………………………………… 31

|4| インスリン注射のタイミング ……………………………………………………… 31

|5| 運動時のカーボカウント調整 ……………………………………………………… 33

|6| 持続血糖モニタリングを活用したカーボカウント調整 …………………… 34

練習問題 STEP 2 ……………………………………………………………… 36

練習問題 STEP 3 ……………………………………………………………… 38

Chapter 7 タンパク質と脂質への対応 …………………………… （川村 智行）39

|1| 脂質 …………………………………………………………………………… 40

|2| タンパク質 …………………………………………………………………… 40

Chapter 8 カーボカウント Q&A …………………………………… （広瀬 正和）41

Chapter 9 カーボカウントの調整手順 ………………………… （川村 智行）43

|1| 基礎インスリンの確認 ……………………………………………………… 43

|2| インスリン／カーボ比（糖質／インスリン比）の調整 ………………… 43

|3| インスリン効果値の調整 …………………………………………………… 43

|4| 目標血糖の調整 ……………………………………………………………… 43

|5| 食後 1 〜 2 時間のピーク抑制 …………………………………………… 43

参考資料

1 必要エネルギーの算出例 …………………………………… （藤本 浩毅）44

2 食品カーボ一覧表 …………………………………………… （藤本 浩毅）46

3 食事写真からのカーボ読み取り例 ………………………… （野井 香梨）52

4 カーボカウント表 …………………………………………… （藤本 浩毅）56

5 血糖表 ………………………………………………………… （広瀬 正和）57

6 カーボフラッシュトレーニング（アプリ紹介）……… （広瀬 正和）61

索引 ……………………………………………………………………………… 62

付録　カーボ早見表 …………………………………………………… （藤本 浩毅）巻末

Chapter 1　カーボカウント

　カーボカウントは，carbohydrate counting（カーボハイドレートカウンティング）を略したものです。炭水化物をカウントするという意味です。食事に含まれる炭水化物が最も血糖値に大きな影響を与えますので，食事に含まれる炭水化物量を計算することで血糖値管理に役立たせます。

　カーボカウントは，基礎カーボカウントと応用カーボカウントに分けることができます（表1）。

1 基礎カーボカウント

　食事に含まれる炭水化物量の見積もりをマスターします。そして摂取する食事の炭水化物量を調整することで，血糖値の管理をする方法です。内服薬だけのひと，1日2回のインスリン療法のひと，または1日3〜4回のインスリン療法でもインスリン量を固定しているひとなどが対象になります。

2 応用カーボカウント

　食事前に超速効型インスリンを打っている場合に，食事の炭水化物量に合わせて超速効型インスリン量を調整します。主に1日4〜5回の頻回注射法をしているひとが対象になります。1日1〜2回のインスリン療法のひとでも，間食時や1食でもその前に超速効型インスリンを打つ場合には使うことができます。

表1 基礎カーボカウントと応用カーボカウントの違い

	基礎カーボカウント	応用カーボカウント
どんなひとが向いている？	インスリンを打っていない，もしくは決められた量のインスリンを打っている	食事前に超速効型インスリンを打っている
どんな方法？	食事中の糖質量を一定にする	食事前のインスリン量は食事に含まれる糖質量で計算する
利点	インスリンを計算しない太りにくい	食事の自由度が高い
欠点	食事の自由度が低い	食べすぎ，肥満に注意するインスリンの計算が必要である

（筆者作成）

▶カーボカウントは糖質制限とは違います!!

　糖質制限では，摂取する糖質量を制限することが目的になっていますが，カーボカウントでは制限はしません。基礎カーボカウントでは決まった糖質量を摂取しますが，糖質量を極端に制限するわけではありません。特に応用カーボカウントをしているひとは，糖質制限をすると追加インスリンが十分打てずに，かえって血糖コントロール不良の原因になることがあるので要注意です。

Chapter 2　糖質10g＝1カーボで始める

　炭水化物のなかには，糖質と食物繊維が含まれます。食物繊維は，吸収されず便に排出されます。したがって糖質のみが血糖値に影響します。つまりカーボカウントでは，糖質量をカウントする必要があります（図1）。

　糖質量の計算には，グラム（g）をそのまま使う方法があります。栄養成分が表示されている食品では，炭水化物量や糖質量がグラム（g）で表示されているので，そのまま使えばよいと思います。しかし表示のない食品の場合は，10g以下の細かい量を見積もることが難しいのです。

　『さらにかんたん！ カーボカウント』では，糖質10gを1カーボとして，おおざっぱにカウントすることを推奨します。そうすることで糖質量の推定が簡単になります。最小のカウントも0.5刻みで十分だと思います。つまり乳幼児以外の患者さんでは，5g未満の誤差はほとんど意味がありません。私たちが提案している糖質量を見積もりする方法を使うと，多くの食品や食事に含まれるカーボ量を推定することが，いかに"かんたん"なのかを理解していただけると思います。

　また現在，グラム（g）を用いた計算をしている場合は，カーボからグラム（g）への変換も容易です。カーボの見積もりをする場合には，0.5刻みで0.5，1.0，1.5のようにカウントしますが，グラム（g）から変換する場合は，13gは1.3カーボ，56gは5.6カーボのように小数点を1つずらすだけで大丈夫です。

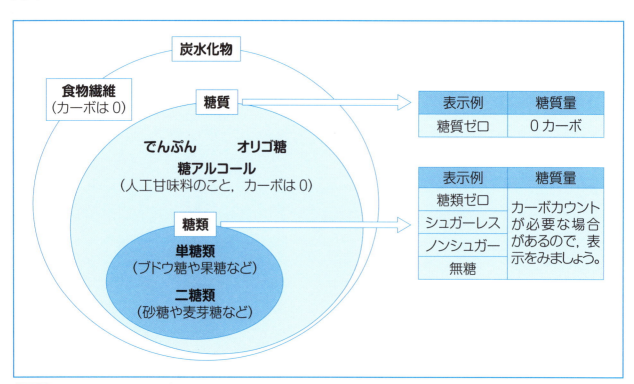

図1　炭水化物の分類と食品表示
炭水化物に含まれる糖質をカウントします。

（筆者作成）

Chapter 3 カーボを読み取る方法

1 糖質の多い食品を覚えよう！

　カーボの読み取りは"だいたい"で構いません。そのため、糖質の少ない食品は読み取る対象から外し、糖質の多い食品だけを読み取ることになります。まずは 表2 に示している"糖質の多い食品"を覚えましょう。お菓子などの加工品はわかりにくいのですが、せんべいは米、クッキーは小麦粉、ポテトチップスはじゃがいもからできているので、何からできているかを想像してもらうと糖質の多い食品だと理解していただけると思います。

糖質が多い	糖質が少ない
主食となるもの・穀類 （パン，ご飯，うどん・そば・スパゲッティなどの麺類，お好み焼き・たこ焼き・ピザなどの粉物，はるさめ，麩など） 	**肉類** （牛肉，豚肉，鶏肉など）
果物	**魚介類** （魚，貝，いか，えび，たこなど） 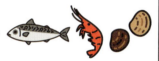
いも類 （じゃがいも，さつまいも，里いも，長いもなど） 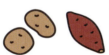	**卵類**
一部の野菜と種実 （かぼちゃ，とうもろこし，くりなど）	**チーズ**
牛乳・乳製品（チーズを除く）	**大豆・大豆製品** （豆腐，厚揚げ，大豆，納豆など）
一部の調味料 （砂糖，みりん，ソース，ケチャップ，ルウなど）	**あぶら類** （バター，マーガリン，サラダ油，マヨネーズなど） 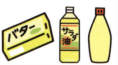
嗜好食品 （お菓子，ジュース，ジャムなど） 	**野菜類**
アルコール （ビール，日本酒など）	**調味料** （塩，しょうゆ，料理酒，ドレッシング，人工甘味料など） 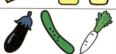
	カロリーゼロや糖質ゼロの食品
	アルコール （焼酎，ウイスキーなど）

表2　糖質の多い食品・少ない食品
　カーボの読み取りは糖質の多い食品だけで構いません。

（筆者作成）

2 糖質の多い食品のカーボの読み取り方を知ろう！

糖質の多い食品のなかでも，特にご飯やパンなどの主食となるものは，カーボを読み取る機会が多くあります。そのため，まずは主食量を読み取れるようになりましょう。

> **POINT**
> ① いつも家で食べるご飯やパンのカーボを知りましょう。
> ② いも類，かぼちゃ，果物は OK サイズ（後述）で 0.5 カーボです。
> ③ 飲料は，100 mL で 1 カーボか 0.5 カーボです。

▶❶ 主食

a. ご飯

あなたがいつも食べているご飯の量は何 g でしょうか。わからないひとは，一度家で使っている茶碗にご飯を入れてみて，ご飯の重さを量ってみましょう。そのご飯の量を 表3 からみつけて，あなたの茶碗 1 杯のカーボを知りましょう。また，ご飯 27 g に 1 カーボが入っているので，ご飯の量を 27 で割ることで，入っているカーボを計算して出すこともできます。

> **POINT**
> ご飯 180 g の場合　➡　180 ÷ 27 = 6.7 ≒ 6.5 カーボ

表3 ご飯のカーボ

量（g）	カーボ	量（g）	カーボ	量（g）	カーボ	量（g）	カーボ
50	2	100	3.5	150	5.5	200	7.5
60	2	110	4	160	6	220	8
70	2.5	120	4.5	170	6.5	250	9.5
80	3	130	5	180	6.5	280	10.5
90	3.5	140	5	190	7	300	11

いつも食べているご飯の重さを量り，何カーボか覚えておきましょう。

（筆者作成）

> **POINT**
> **外食時のご飯のカーボの読み取りのコツ**
> ① お店のひとにご飯の量を聞きましょう，または，量を伝えて入れてもらいましょう。
> ② 自分の家でのご飯の量と比べて比較しましょう。
> **例** いつも 5.5 カーボ（ご飯 150 g）のご飯を食べていて，それよりも 1.5 倍くらいだと思ったら，5.5 カーボ× 1.5 ≒ 8.5 カーボとしましょう。もちろん，多いと思った分のご飯を残しても構いません。

b. パン

市販のパンには，栄養成分表示として炭水化物量が掲載されていますので，参考にしましょう（栄養成分表示の見方は p14 参照）。また，食パンやロールパンを食べる場合は，表4 を参考にしましょう。ジャムをつける場合は，その分のカーボを足すのを忘れずに。また，食パン，ロールパン，菓子パンなどの場合は，パンの重さの半分が糖質のことが多いので，食べるパンの重さを量り 20 で割ると，入っているカーボになります。

ロールパンの大きさを基準にして，食べるパンの量（大きさ）がロールパン（1.5 カーボ）何個分かで読み取ることもできます。

> **POINT**
> 90 g のあんパンの場合 ➡ 90 ÷ 20 = 4.5 カーボ

c. 麺

スーパーなどで売っている袋麺1玉は，4〜5カーボが目安量になります。外食の場合は，袋麺よりも少し多く，1人前5〜6カーボが目安量になります。ゆで麺の量を量る場合は，ゆでうどん・そばは 100 g で2カーボ，ゆで中華麺は 100 g で3カーボとして計算します。

❷ いも類・かぼちゃ・果物

親指と人差し指で作った OK サイズで，0.5 カーボ（さつまいもは1カーボ）として数えます。たとえば，肉じゃがに入っているじゃがいもが OK サイズ2個分であれば，0.5 × 2 = 1 カーボとなります。バナナは小さければ OK 3個分で 1.5 カーボ，大きなバナナであれば OK 5個分で 2.5 カーボとなります。

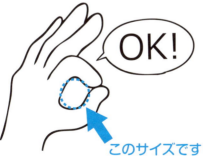

表4 パンのカーボ

	量	カーボ
ロールパン	1個 30 g	1.5
	2個 60 g	3
	3個 90 g	4.5
	4個 120 g	6
食パン	8切1枚 45 g	2.5
	6切1枚 60 g	3
	5切1枚 72 g	3.5
	4切1枚 90 g	4.5
ジャム	大さじ1杯 20 g	1

いつも食べているパンの量とカーボを覚えておきましょう。また，市販のパンは栄養成分表示（p14 参照）の炭水化物量または糖質量を参考にしましょう。

（筆者作成）

❸ 飲料

100 mL あたり，ジュースや飲むヨーグルトは1カーボ，牛乳やスポーツ飲料は 0.5 カーボとして読み取ります。糖質の多い飲料は，ほぼ1カーボまたは 0.5 カーボのどちらかになります。牛乳を 200 mL 飲む場合は，0.5 × 2 = 1 カーボと計算します。

3 味付けに含まれるカーボの読み取り方を知ろう！

▶❶ 方法Ⅰ

いちばん簡単な読み取り方法として，一般的な1人前の1食（主菜1品，副菜2品程度）に含まれる調味料の糖質は，1カーボとして読み取ります。2人前など大量に食べるときは，2倍の2カーボとして読み取ります。しかし，実際には0カーボや2カーボ以上になるときもあり，ズレが生じます。1カーボ程度のズレは問題ないともいわれていますが，よりズレを小さくしたい場合は，方法Ⅱ（ 図2 , 図3 ）を行いましょう。

▶❷ 方法Ⅱ

（1）カーボカウントが必要な調味料かどうかをまず知る，（2）カーボカウントが必要でない調味料のおかずは0カーボ，（3）カーボカウントが必要な調味料のおかずは，1人前の大皿→1カーボ，小鉢・小皿→0.5カーボ。

> ▶ POINT ▶
>
> 方法Ⅰ：1人前1食1カーボ
> 方法Ⅱ：1人前の大皿0〜1カーボ，小鉢・小皿0〜0.5カーボ

	調味料	料理例
カーボカウントする	砂糖	煮物，酢の物，焼肉（たれ）
	みりん	照り焼き，煮物
	パン粉	フライ，ハンバーグ
	片栗粉	から揚げ，あんかけ
	小麦粉	天ぷら，ムニエル
	みそ	みそ煮込み
	ソース	焼きそば，お好み焼き
	ケチャップ	ケチャップ煮

お皿の大きさによって糖質量を数える
1人前の大皿　1カーボ
小鉢・小皿　0.5カーボ

	調味料	料理例
カーボカウントしない	塩	塩焼き，焼肉（塩）
	しょうゆ	刺身，お浸し
	ドレッシング	サラダ
	マヨネーズ	サラダ
	料理酒	酒蒸し
	ゼロカロリー甘味料	ゼロカロリー飲料

0カーボ

図2　**おかずの調味料のカーボカウント（方法Ⅱ）**
カーボカウントが必要な調味料のおかずは，1人前の大皿で1カーボ，小鉢・小皿は0.5カーボと数えます。

（筆者作成）

12

Chapter 3 カーボを読み取る方法

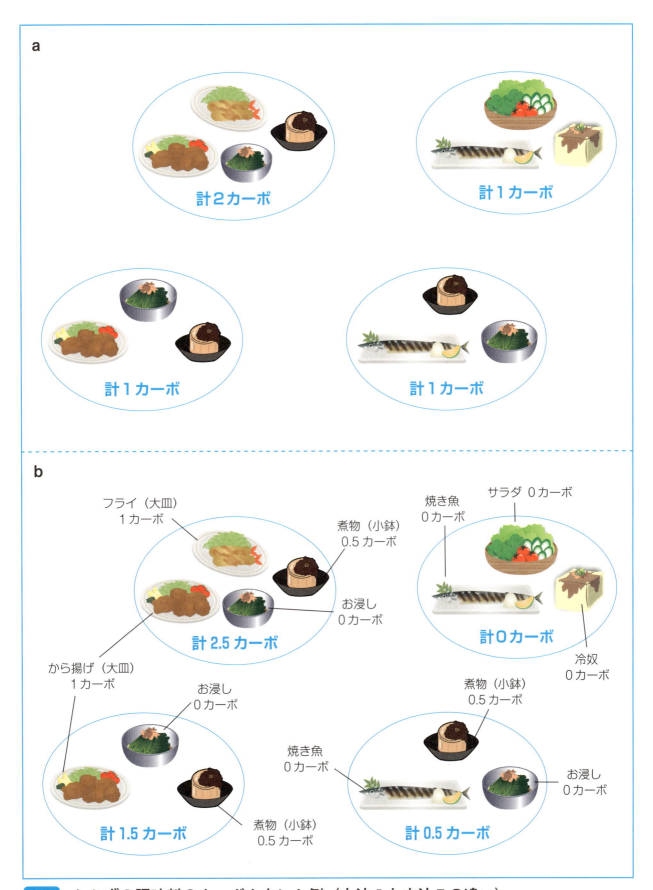

図3 おかずの調味料のカーボカウント例（方法Ⅰと方法Ⅱの違い）

　方法Ⅰでは，基本は1人前1食1カーボと数えますが，メインが2つある場合は料理が2倍（2人前）と考えて2カーボとします（a）。方法Ⅱでは，大皿（0〜1カーボ），小皿（0〜0.5カーボ）に分けて1皿ずつ数えます（b）。同じメニューでも，方法Ⅰと方法Ⅱでは読み取るカーボ量に違いが出る場合があります。

(筆者作成)

4 市販食品の栄養成分表示を役立てよう!

　市販食品には,栄養成分表示(図4)が載っているものがあります。表示がある食品は,この数値を活用しましょう。また外食時には,お店のホームページなどで栄養成分を公表している場合があるので,活用しましょう。

▶食品の表示をみるときのポイント

a. "炭水化物"または"糖質"と表示されている数値を確認する

　栄養成分表示には,基本的に"炭水化物〇g"と表示されていますので,その数値を確認しましょう。食品の種類によっては"糖質〇g"と表示されている場合もあり,この場合は"糖質"の数値を使用します。もし,炭水化物と糖質の両方が表示されている場合には,糖質の数値を使用するようにしましょう。

b. 1袋あたりか100gあたりかを確認する

　お弁当やパンなどは,1食あたりの炭水化物(糖質)量が表示されていることが多く,表示の炭水化物(糖質)量をそのままカーボ(10g＝1カーボ)として使用できます。しかし,お菓子などの場合には,炭水化物(糖質)量が1袋の量で表示されていない場合があります。たとえば,80gしか入っていないのに,100gあたりの炭水化物(糖質)量が表示されていることがあります。この場合は,"炭水化物(糖質)量〇g×0.8＝1袋の炭水化物(糖質)量"として計算します。自分がどれだけ食べたかをみて,カーボを計算しましょう。

c. "低カロリー"や"糖質控えめ"などの表示にだまされない

　"低カロリー"や"糖質控えめ"などの表示の食品では,カーボを計算しないといけない場合があるので,しっかりと栄養成分表示の炭水化物(糖質)量の欄をみるようにしましょう(図4)。

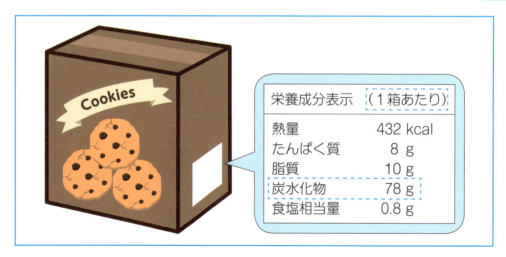

図4　栄養成分表示を活用しよう

食品包装に表示されている炭水化物量または糖質量をみて,1食あたりの量を計算しましょう。このクッキーを半分しか食べない場合は,炭水化物78g×0.5＝39gになります。

(筆者作成)

Chapter 4　基礎カーボカウント

　食後の血糖上昇は食べた糖質量でほぼ決まります。そのため，毎食食べる糖質量を同じ量にすれば，毎食後の血糖上昇が同じになり，血糖値が安定するという方法が基礎カーボカウントです。

　基礎カーボカウントのメリットは，注射するインスリン量を常に同じにすることができる（補正用のインスリンは別途必要）ためインスリン量の計算が不要になることですが，デメリットとしては，糖質量が決まっているため，"好きなだけ食べられない"，"食べたくなくても食べないといけない"などがあります。肥満のひとで，食べる量をコントロールする必要があるひとやインスリン量の計算が苦手なひとは，基礎カーボカウントを取り入れてみましょう。

1　基礎カーボカウントの基本

▶❶ 自分の1日の適正な糖質量を知る（表5）

　適正な糖質量は，1日の必要エネルギーの50％程度になります。必要なエネルギーがわからない場合は，参考資料① を参照してください。

　たとえば，1,600 kcal の場合は，1,600 × 0.5（50％）÷ 4（kcal）＝ 200 g となります。

▶❷ 糖質量を食事の回数で分けて，1食の適正な糖質量を知る（表5）

　3食の食事をしている場合は，1日の糖質量を3で割ると1食の糖質量が計算できます。たとえば，1,600 kcal の場合は糖質 200 g なので，"200 ÷ 3"で1食の糖質は 65 g（6.5カーボ）となります。

　また，間食をする場合は，間食で食べる分の糖質量を1日の糖質量から引いてから3で割ると，1食の糖質量が計算できます。ただし，間食を食べる場合は間食時にもインスリン注射が必要です（図1）。

必要エネルギー量	糖質の割合	糖質1gあたりのエネルギー	1日の糖質量
＿＿＿ kcal	× 0.5	÷ 4 （kcal）	＝ ＿＿＿ g

÷ 8

3食で食べる場合
　1日の糖質量 ＿＿＿ g ÷ 3 ＝ 1食の糖質量 ＿＿＿ g

3食＋間食を食べる場合
　（1日の糖質量 ＿＿＿ g － 間食 ＿＿＿ g）÷ 3 ＝ 1食の糖質量 ＿＿＿ g

図1　1日および1食の糖質量の計算方法

（筆者作成）

15

2 糖質量を一定にする方法

糖質量を一定にする方法として2つの方法があります。

❶ 方法 I

Chapter 3を参考にして，毎食カーボを読み取って調整する方法です。1食の糖質量（表5）になるように，料理ごとの糖質を足していきます。また，外食や市販食品で糖質量がわかる場合は，参考にして食べる量を調整します。

❷ 方法 II

1食の糖質量をすべて主食で摂ると考え，主食以外（いも類やかぼちゃ，果物など）から糖質をとる場合は，主食を減らすことで糖質量を一定にします。その方法を以下に示します。

> **POINT**
> 方法 I：料理ごとにカーボを読み取って調整します。
> 方法 II：主食の量を決めて，いも類やかぼちゃ，果物などを食べるときは，主食の量を減らします。

a. 主食の量を決める

1日の必要エネルギーごとのご飯およびパンの目安量を 表5 に示します。パンにジャム20 g（1カーボ）をぬって食べる場合は，"1食あたりのパン"の量を20 g減らします。また，菓子パンを食べる場合は， 表5 の"1食の主食の糖質量"を参考にして，菓子パンに表示されている糖質量（炭水化物量）をみて食べる量を調節しましょう。主食量の計算方法は，⑴ 1食の糖質量から10 g（おかずで使用する調味料の糖質）を引く，⑵ 残った糖質量に2.7をかけるとご飯の量になる。パンの場合は2をかける。

> **POINT**
> 1食の糖質量65 gの場合 ➡ 65 g − 10 g = 55 g
> ご飯は 55 g × 2.7 ≒ 150 g　　パンは 55 g × 2 = 110 g

b. 糖質を多く含む食品を食べるときには，主食を減らす

aでは，調味料以外の糖質をすべて主食で食べることにしているので，おかずや果物，飲み物で糖質を多く含む食品を食べるときは，主食の量を減らすことで糖質量を一定にします。

たとえば，みかん1個（1カーボ）食べる場合や牛乳200 mL（1カーボ）を飲む場合は，パン20 g（1カーボ）を減らし，みかん1個と牛乳200 mLの両方を食べる場合はパン40 g（2カーボ）を減らします（図5）。また，おかずにじゃがいも（1カーボ）が入っているときは，1カーボ分のご飯27 g（およそ30 gとしても構いません）を減らします（表5，図6）。

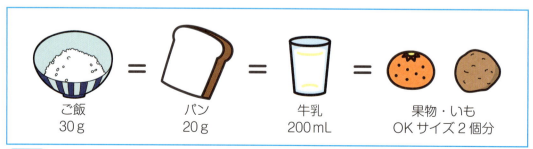

図5　1カーボを含む大きさ

（筆者作成）

Chapter 4 基礎カーボカウント

表5 1日の必要エネルギーごとの糖質量と主食の目安量および
おかずのカーボ量ごとの主食の目安量

1日の必要エネルギー(kcal)	1日の糖質量(g)	1食の糖質量(g)	1食のご飯の目安量(g)	おかずのカーボ量*							
				0.5	1	1.5	2	2.5	3	3.5	4
				減らすご飯の量 (g)**							
				13.8	27	40.5	54	67.5	81	94.5	108
				調整後の1食のご飯の目安量 (g)							
1,200	150	50	110	100	80	70	60	40	30	20	0
1,300	165	55	120	110	90	80	70	50	40	30	10
1,400	175	60	140	130	110	100	90	70	60	50	30
1,500	190	65	150	140	120	110	100	80	70	60	40
1,600	200	65	150	140	120	100	100	80	70	60	40
1,700	215	70	160	150	130	120	110	90	80	70	50
1,800	225	75	180	170	150	140	130	110	100	90	70
1,900	240	80	190	180	160	150	140	120	110	100	80
2,000	250	85	200	190	170	160	150	130	120	110	90
2,100	265	90	220	210	190	180	170	150	140	130	110
2,200	275	90	220	210	190	180	170	150	140	130	110
2,300	290	95	230	220	200	190	180	160	150	140	120

1日の必要エネルギー(kcal)	1日の糖質量(g)	1食の糖質量(g)	1食のパンの目安量(g)	おかずのカーボ量*							
				0.5	1	1.5	2	2.5	3	3.5	4
				減らすパンの量 (g)**							
				10	20	30	40	50	60	70	80
				調整後の1食のパンの目安量 (g)***							
1,200	150	50	80	70	60	50	40	30	20	10	0
1,300	165	55	90	80	70	60	50	40	30	20	10
1,400	175	60	100	90	80	70	60	50	40	30	20
1,500	190	65	110	100	90	80	70	60	50	40	30
1,600	200	65	110	100	90	80	70	60	50	40	30
1,700	215	70	120	110	100	90	80	70	60	50	40
1,800	225	75	130	120	110	100	90	80	70	60	50
1,900	240	80	140	130	120	110	100	90	80	70	60
2,000	250	85	150	140	130	120	110	100	90	80	70
2,100	265	90	160	150	140	130	120	110	100	90	80
2,200	275	90	160	150	140	130	120	110	100	90	80
2,300	290	95	170	160	150	140	130	120	110	100	90

*：おかずのカーボ量とは，いも類やかぼちゃ，果物，飲み物，ジャム，お菓子などのことです（調味料は除く）。
**：おかずのカーボ量が増えれば増えるほど，主食（ご飯・パン）の量を減らしましょう。
***：目安量ですので，計算しやすい重量に調節しても構いません〔例：50g→60g（食パン6枚切り1枚）〕。

(筆者作成)

▶ POINT ▶

日ごろ，食べている食事の糖質量をChapter 3で算出し，適正な糖質量（ 表5 ）と比較してみてください。多すぎたり，少なすぎたりしていないでしょうか？

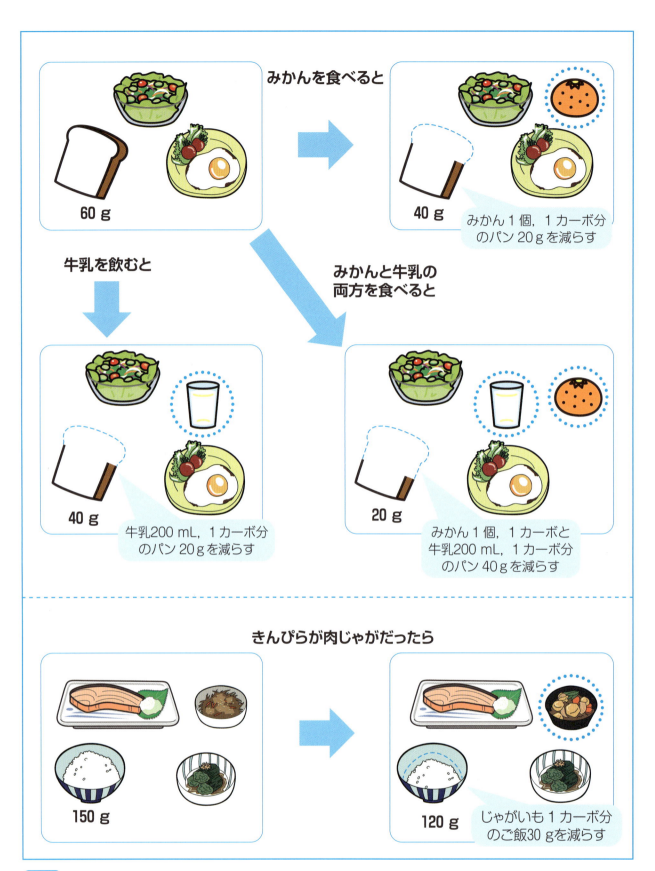

図6 主食量の調整方法
パンは20gで1カーボ，ご飯は27g（≒30g）で1カーボとなります。

（筆者作成）

Chapter 5 応用カーボカウント

　応用カーボカウントは，食事前に超速効型インスリン*を打っているひとが対象です．食事に含まれるカーボ量に合わせて，超速効型インスリンの量を調整します．カーボカウントをうまく活用するためには，基礎インスリンがうまく調整できていることが必要です．インスリン量の調整や変更は主治医の先生にご相談ください．
　以下に，インスリン療法の基本的な考え方を示します．

＊：カーボカウントは，速効型インスリンを使用している場合も可能ですが，少し難しくなるので，『さらにかんたん！カーボカウント』では，超速効型インスリン使用の場合について解説しています．

> **POINT**
> 超速効型インスリン：ヒューマログ®，ノボラピッド®，アピドラ®
> 速効型インスリン　：ヒューマリン®R，ノボリン®R

1 基礎インスリンと追加インスリン

　膵臓からのインスリン分泌は，食事をしなくても分泌される基礎インスリンと，食事に応じて分泌される追加インスリンがあります（図6）．

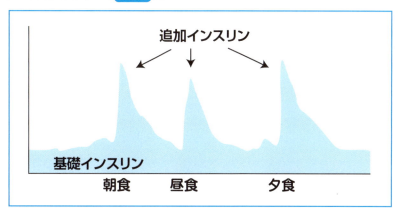

図6　正常のインスリン分泌
　インスリンは1日中，常に少しずつ分泌されており，食事に伴い食べた内容に応じた分だけ急速に分泌されます．

(筆者作成)

　1型糖尿病の患者さんは，この膵臓からのインスリン分泌に近いかたちでインスリンを投与できると，高血糖や低血糖を防止できます．それには，頻回注射法とインスリンポンプ療法が適しています．頻回注射法では，基礎インスリンとして，1日1〜2回の持効型インスリン（ランタス®，レベミル®，トレシーバ®，インスリン グラルギン BS 注「リリー」，ランタス® XR）を打ちます．追加インスリンとしては，超速効型インスリン（ヒューマログ®，ノボラピッド®，アピドラ®）を食事に合わせて打ちます（図7）．

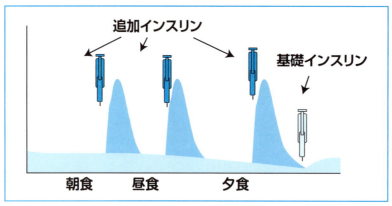

図7 頻回注射法

食事に対応する追加インスリンとして超速効型インスリンを食事ごとに注射し、基礎インスリンとして持効型インスリンを1日1〜2回注射します。

(筆者作成)

インスリンポンプ療法では、超速効型インスリンだけを用いて、持続的に少量ずつ注入することで基礎インスリン、食事に合わせて急速に注入することで追加インスリンとします（図8）。

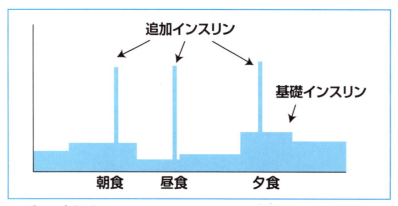

図8 インスリンポンプ療法

超速効型インスリンの注入速度で調節します。食事に応じて急速注入することで追加インスリンとし、微量を持続的に注入することで基礎インスリンとします。

(筆者作成)

2 基礎インスリンの設定

前述のように、基礎インスリンは血糖値を維持するために働いていて、1日のインスリン総量の30％程度であることが多いです。しかし、個人差が大きいので個々に調整が必要です。食事をしなくても、血糖が維持できるように調整します。そのためには、以下のように食事の影響のない時間帯や、食事をせずに検討することが必要です（主治医と相談のうえ、行ってください）。

▶❶ お肉や揚げ物をたくさん食べない食事の場合

食事の血糖値への影響は約4時間までと考えます。したがって、食後4時間後から次の食事までの血糖値は、基礎インスリンで調整されていると考えます。

▶❷ 夜間の調整

夕食後、4時間ほど経ってから就眠前血糖を測定し、早朝血糖値と比較します（夜食は食べないこと）。

▶❸ 夕方の調整

昼食後、4時間ほど経ってから血糖測定し、夕食前の血糖値と比較します（間食は食べないこと）。

❹ 食事をせずに調整（絶食試験）

朝・昼・夕のいずれか1食を食べずに，その間の血糖値の変動をみながら基礎インスリン量を調整します。最後の食事から4時間以降の血糖値を調べて，食事を食べずに何度か血糖測定を行いながら，血糖値の変動がないかを検討します。

❺ 持続グルコースモニター（CGM，SAP）を用いた調整

いずれの時間帯でも，食事の4時間以降のグルコース値の変動がないかを検討します。

> **POINT**
> 上記時間帯の血糖値変動が 10 mg/dL/時以上の上昇や下降 があれば，基礎インスリンの増量または減量（持効型インスリンならば，1〜2単位の増減または注射時間や注射回数の変更，ポンプ療法では血糖値やグルコース値の変化が認められる時間より，1〜2時間前から基礎注入速度を0.1単位/時の増減）を考慮します。上記調整は，1日だけで判断せずに2〜3回は同じ傾向があるかを確認してください。

3 追加インスリンの計算

追加インスリンとしての超速効型インスリン量を計算する方法について解説します。応用カーボカウントで最も重要なポイントです。追加インスリンは，食事による血糖値の上昇を抑制するために打つ"糖質インスリン"と，高血糖を補正するための"補正インスリン"の2つに分けて計算します（図9）。

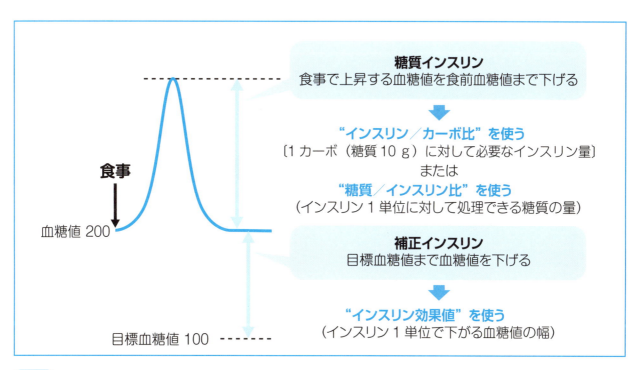

図9　追加インスリン量の計算
追加インスリン量は，糖質インスリンと補正インスリンを足した量になります。

（筆者作成）

▶❶ 糖質インスリンの計算

糖質インスリンの計算方法は，2種類あります。**以下のどちらかを使えばよいです。**

a. インスリン／カーボ比を用いる方法

インスリン／カーボ比とは，1カーボ（10gの糖質）に必要なインスリン量を表します。インスリン／カーボ比が1.0の場合は，1カーボにつきインスリンが1単位必要です。インスリン／カーボ比が1.5の場合は，1カーボにつき1.5単位必要ということです。

> **・POINT▶**
>
> 糖質インスリンの計算：**食事中のカーボ量×インスリン／カーボ比**
>
> **例1** インスリン／カーボ比1.2のひとが，5カーボの食事をする場合，1.2×5＝6.0なので，必要なインスリンは6単位です。
>
> **例2** インスリン／カーボ比1.5のひとが，8カーボの食事をする場合，1.5×8＝12なので，必要なインスリンは12単位です。

インスリン／カーボ比の初期設定

カーボカウントをこれから始める場合には，TDD（現在の1日のインスリン総量＝基礎インスリンと追加インスリンの合計）を参考に以下の値で始めてください。

> **・POINT▶**
>
> 乳幼児の場合 ：インスリン／カーボ比0.2 ～ 0.3
> TDD 20単位程度の場合：インスリン／カーボ比0.5
> TDD 30単位以上の場合：インスリン／カーボ比1.0

b. 糖質／インスリン比を用いる方法

糖質／インスリン比とは，1単位のインスリンに対応する糖質量（g）を表します。糖質／インスリン比が10の場合は，インスリン1単位で糖質10gが対応します。糖質／インスリン比が8の場合はインスリン1単位で糖質8gが対応するということです。

> **・POINT▶**
>
> 糖質インスリンの計算：**食事中の糖質量(g) ÷ 糖質／インスリン比**
>
> **例1** 糖質／インスリン比8のひとが，糖質40gの食事をする場合，40÷8＝5.0なので，必要なインスリンは5単位です。
>
> **例2** 糖質／インスリン比15のひとが，糖質60gの食事をする場合，60÷15＝4.0なので，必要なインスリンは4単位です。

Chapter 5　応用カーボカウント

ⅰ）糖質／インスリン比の初期設定

これから，カーボカウントを始める場合には，TDD（現在の１日のインスリン総量＝基礎インスリンと追加インスリンの合計）を参考に以下の値で始めてください。

> **POINT**
>
> 乳幼児の場合　　　　　：糖質／インスリン比 50 〜 30
> TDD 20 単位程度の場合：糖質／インスリン比 20
> TDD 30 単位以上の場合：糖質／インスリン比 10

ⅱ）インスリン／カーボ比と糖質／インスリン比の使い分け

（インスリン／カーボ比）×（糖質／インスリン比）＝ 10 の関係です。どちらを使っても構いませんが，両者の長所と短所を下記に示します（表6）。

表6　インスリン／カーボ比と糖質／インスリン比の違い

	インスリン／カーボ比	糖質／インスリン比
長　所	・カーボが使えるので見積もりが簡単 ・覚えやすい ・インスリン量の計算がかけ算	・g表示のある食品で使いやすい
短　所	・糖質g表示の場合に使いにくい ・乳児では使いにくい	・見積もりが難しい ・インスリン量の計算が割り算

（筆者作成）

私たちは，乳児の場合には糖質を細かく計算する必要があるので，糖質／インスリン比を使用することが多いです。幼児以上ではインスリン／カーボ比を使っています。下記に対応表を示します（表7）。

> **POINT**
>
> 換算式：糖質／インスリン比＝ 10 ÷（インスリン／カーボ比）
> 　　　　インスリン／カーボ比＝ 10 ÷（糖質／インスリン比）

表7　インスリン／カーボ比と糖質／インスリン比の対応表

インスリン／カーボ比 （糖質／インスリン比）	インスリン／カーボ比 （糖質／インスリン比）	インスリン／カーボ比 （糖質／インスリン比）
0.2 （50）	0.9 （11）	2.0 （5.0）
0.22 （45）	1.0 （10）	2.1 （4.8）
0.25 （40）	1.1 （9.0）	2.2 （4.5）
0.29 （35）	1.2 （8.3）	2.3 （4.3）
0.3 （33）	1.3 （7.7）	2.4 （4.2）
0.33 （30）	1.4 （7.1）	2.5 （4.0）
0.4 （25）	1.5 （6.7）	2.6 （3.8）
0.5 （20）	1.6 （6.3）	2.7 （3.7）
0.6 （17）	1.7 （5.9）	2.8 （3.6）
0.7 （14）	1.8 （5.6）	2.9 （3.4）
0.8 （13）	1.9 （5.3）	3.0 （3.3）

"インスリン／カーボ比"または"糖質／インスリン比"のどちらか一方を使えばよいです。

（筆者作成）

▶❷ 補正インスリンの計算

高血糖のときに，追加インスリンで血糖値を補正します。その際に，"インスリン効果値"という単位を用います。インスリン効果値は，1単位，のインスリン注射で4～5時間後に低下する血糖値 mg/dL を表します。食事前ではなくても，高血糖をみつけた場合で，前の追加インスリン注射から4時間以上経っていれば，補正インスリンを追加することも検討してください。

> **▶ POINT ▶**
>
> 補正インスリン：（現在の血糖値－目標血糖値）÷ インスリン効果値
>
> **例1** インスリン効果値 50 のひとが，現在の血糖値が 250 mg/dL で，目標血糖値 100 mg/dL の場合，（250 － 100）÷ 50 ＝ 3.0 なので，必要なインスリンは 3 単位です。
>
> **例2** インスリン効果値 80 のひとが，現在の血糖値が 310 mg/dL で，目標血糖値 150 mg/dL の場合，（310 － 150）÷ 80 ＝ 2.0 なので，必要なインスリンは 2 単位です。

インスリン効果値の初期設定

カーボカウントをこれから始める場合には，TDD（現在の1日のインスリン総量＝基礎インスリンと追加インスリンの合計）を参考に以下の値で始めてください。

> **▶ POINT ▶**
>
> 乳幼児の場合　　　　　　　：インスリン効果値 200 ～ 300
> TDD 20 単位程度の場合：インスリン効果値 100
> TDD 30 単位以上の場合：インスリン効果値 50

▶❸ 目標血糖値

目標血糖値とは，補正インスリンの計算を行う際に設定する目標とする血糖値です。食後4～5時間後，次の食事前，翌朝の血糖値として目標血糖値を設定します。一般には，80 ～ 120 mg/dL 程度に設定します。低血糖のリスクのある場合は，目標血糖値を高めに設定することがあります。

> **▶ POINT ▶**
>
> **目標血糖値を高め（120 ～ 150 mg/dL）に設定したほうがよい場合**
>
> ① 低血糖で倒れたり，意識がなくなったような経験がある場合
> ② インスリンの種類を変更したり，基礎インスリン量の設定が不十分な場合
> ③ ふだんより運動量が多い場合
> ④ 旅行先など，ふだんとは異なる行動，食事をする場合
> ⑤ 体調不良で食事量が少ない場合
> ⑥ 乳幼児や高齢者の場合

❹ 残存インスリン

　食事と血糖値補正のために，追加インスリンとして皮下に注射・注入されたインスリンは，4～5時間ほどかけて，血中に移行し効果を示します。ペン注射やポンプで，皮下に注入された追加インスリンがすべて血中に移行するまで，皮下に残っているインスリンを残存インスリンとよびます。残存インスリンは，ここから血中に入って効果を示すので，残存インスリンを知ることで今後の血糖値の低下を予想できます。残存インスリンを参考に，追加インスリンを減量する場合もあります。

　残存インスリン量の概算法（自動計算機能を使わない場合）は，超速効型インスリン注射後，1時間で30％，2時間で60％，3時間で90％が血中に移行されると考えます。つまり，1時間後は70％，2時間後は40％，3時間後は10％が残存と考えます。

　インスリンポンプに付属している追加インスリン計算機能（ボーラスウィザード，ボーラス計算機能など）では，残存インスリンが自動的に算出され，追加インスリンから減量されます（機種により，補正インスリンだけを残存インスリンから差し引く場合，追加インスリン全体から差し引く場合があります）。

　皮下に投与されたインスリンが血中に移行する時間を残存インスリン時間とよび，患者さんによって異なります。痩せていて皮下脂肪の少ないひとや小児は早く，太っていて皮下脂肪の多いひとはゆっくりです。また，腎機能が低下すると長くなります（図10）。一般に残存インスリン時間は，3～4時間に設定することが多いのです。

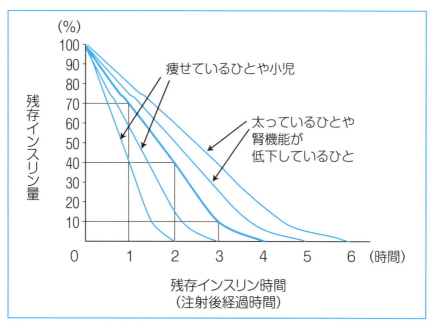

図10　超速効型インスリン注射後の残存インスリン量
　インスリンが皮下から血中に移行するスピードは個人差があり，年齢，皮下脂肪量，腎機能などに影響されます。

（筆者作成）

▶❺ 時間帯別インスリン／カーボ比，インスリン効果値，目標血糖値の設定

インスリンの働きは個人によってさまざまですが，一般的に早朝は効きが悪く，午後からよく効くようになります。したがって，インスリン／カーボ比（糖質／インスリン比），インスリン効果値は同じひとでも，朝・昼・夕・眠前で値の変更が必要なことが多く，別々に設定することが必要です。

インスリン／カーボ比は午前高め，午後から低めになり，糖質／インスリン比とインスリン効果値は，午前低め，午後高めになることが多いのです（表8）。

表8 時間帯別のインスリン／カーボ比，インスリン効果値，目標血糖値の例

		インスリン／カーボ比 （糖質／インスリン比）	インスリン効果値	目標血糖値
4歳男児	朝	0.7 (14)*	80*	100
	昼	0.5 (20)	150	100
	夕	0.6 (17)	100	100
	眠前	0.5 (20)	150**	120**
24歳女性	朝	1.2 (8)*	50*	100
	昼	1.0 (10)	50	100
	夕	1.0 (10)	50	100
	眠前	1.0 (10)	70**	100**
50歳女性	朝	1.0 (10)*	50*	100
	昼	0.7 (14)	70	100
	夕	0.8 (13)	50	100
	眠前	0.8 (13)	100**	120**

＊：朝は昼間より多くのインスリンが必要なことが多い。
＊＊：夜間の低血糖予防のため高めに設定。

（筆者作成）

Chapter 5 応用カーボカウント

練習問題
カーボカウントで追加インスリン量を計算してみよう

STEP 1

1

　私はインスリン／カーボ比が 1.0 です。夕食に糖質 70 g の食事をします。食事に対するインスリン（糖質インスリン）は何単位ですか？

2

　私はインスリン効果値が 50 です（インスリン 1 単位で血糖値が 50 mg/dL 低下する）。夕食前の血糖値が 200 mg/dL で眠前に 100 mg/dL にする場合，血糖補正のためのインスリンは何単位ですか？

3

　私はインスリン／カーボ比が 1.0，インスリン効果値が 50 です。夕食前の血糖値が 200 mg/dL で糖質 70 g の食事をします。眠前に 100 mg/dL にする場合，何単位のインスリンを打ちますか？

4

　私はインスリン／カーボ比が 1.3，インスリン効果値が 30 です。夕食前の血糖値が 180 mg/dL で糖質 60 g の食事をします。眠前に 120 mg/dL にする場合，何単位のインスリンを打ちますか？

 解答解説は次ページをご覧ください。

27

STEP 1 【解答解説】

1

糖質 70 g は 7 カーボです。食事のためのインスリン量（糖質インスリン）は、カーボ量×（インスリン／カーボ比）なので、7 × 1.0 ＝ 7（単位）です。

 7 単位

2

低下させたい血糖値は 200 － 100 ＝ 100 mg/dL、インスリン効果値が 50（1 単位で 50 mg/dL 低下する）なので、補正インスリンは 100 ÷ 50 ＝ 2（単位）です。

 2 単位

3

食事のためのインスリン（糖質インスリン）は、問題 1 と同じで 7 単位、補正インスリン量は問題 2 と同じで 2 単位なので、合計 7 ＋ 2 ＝ 9（単位）です。

 9 単位

4

食事に対するインスリン（糖質インスリン）は、6 × 1.3 ＝ 7.8 ≒ 8 単位。補正インスリンは、下げたい血糖値は 180 － 120 ＝ 60 mg/dL、1 単位で 30 mg/dL 低下するので、60 ÷ 2 ＝ 2 単位、合計 8 ＋ 2 ＝ 10（単位）です。

問題を読むと複雑そうですが、まず食事に対するインスリン（糖質インスリン）と補正インスリンを分けて考えて、最後に合計しましょう。

10 単位

Chapter 6 応用カーボカウント実践編

1 インスリン／カーボ比の調整

Chapter 5 の初期設定の説明にもあったように，まずは簡単なインスリン／カーボ比，インスリン効果値で始めましょう。血糖値のコントロールがうまくいかない場合は，一度に2つの要素（インスリン／カーボ比，インスリン効果値）を調整するのは，やや複雑です。まずはインスリン／カーボ比だけを考えてカーボカウントの調整を行いましょう（図11）。

> **POINT**
> TDD20[*]単位程度：インスリン／カーボ比 0.5，　インスリン効果値 100
> TDD30[*]単位以上：インスリン／カーボ比 1.0，　インスリン効果値 50
> ＊：1日のインスリン総量

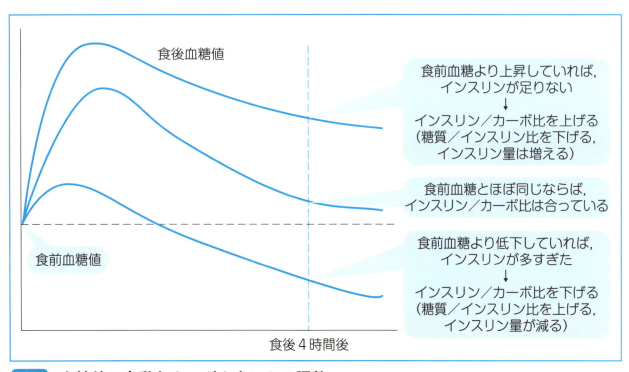

図11　血糖値の変動とカーボカウントの調整

超速効型インスリンの効果が切れる，食後4時間後の血糖値と食前の血糖値を比較して，インスリン／カーボ比を調整しましょう。食後1〜2時間後にある血糖値ピークの値では，インスリン量の調整はしないこと。

（筆者作成）

特に，食前血糖値が 100 mg/dL 前後で安定しているときに注目します。この場合，補正インスリンを考慮しないため，基本的には，インスリン／カーボ比のみを使って，インスリン注射を行っているはずです。食後4時間後の高血糖が続く場合は，インスリン／カーボ比を上げて（糖質／インスリン比は下げて）みましょう。食前血糖値より，食後4時間後の血糖値が低下することが多い場合は，インスリン／カーボ比を下げましょう（糖質／インスリン比は上げます）。

インスリン／カーボ比の調整は，0.1 か 0.2（糖質／インスリン比は1）ずつ変更してください。1.0から1.5まで上げると，インスリン量は1.5倍に増加しますので，低血糖の危険が増加します。まず0.1 か 0.2 変更し，しばらくカーボカウントを続けてみてください。食後高血糖がさらに続いた場合には，再度インスリン／カーボ比の調整を行いましょう。食前血糖値と食後4時間後の血糖値が ± 30 mg/dL 程度に収まることを目安としましょう。

2 食事内容とインスリン量からインスリン／カーボ比を推測する実践的な方法

自分が食べた食事の内容と，そのときに注射したインスリンの量から，およそのインスリン／カーボ比を推測できます。たとえば，朝食（食パン1枚，オレンジジュースコップ1杯，目玉焼き，サラダ少し）を食べて，そのときにインスリンを8単位，打ったとしましょう。食パン（3カーボ），ジュース（2カーボ），目玉焼き（0カーボ），サラダ（0カーボ）と考え，5カーボで8単位，打ったことになります。朝食前の血糖値と昼食前の血糖値がだいたい同じ値であれば，1カーボあたりのインスリン量は 8 ÷ 5 = 1.6 となるので，朝のインスリン／カーボ比は約1.5と考えます。インスリン／カーボ比1.5として，カーボカウントを始めてみて調整しましょう。

食事内容からインスリン／カーボ比を考える場合は，カーボ量を振り返りやすいシンプルな食事のときにしましょう。

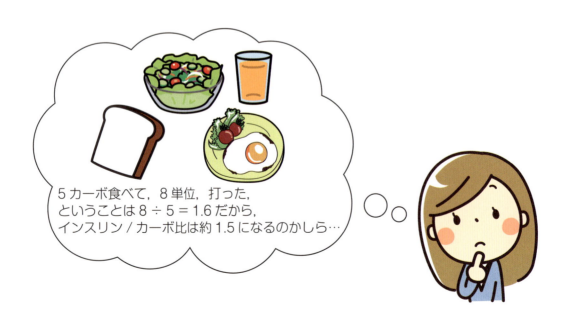

③ インスリン効果値の調整

インスリン効果値は，応用カーボカウントのなかでは最後に調整しましょう。基礎インスリンの調整→インスリン／カーボ比の調整→インスリン効果値の調整の順番です。基礎インスリンが多いと，自然に血糖値が下がる傾向にあるので，インスリン効果値が大きいと誤解してしまいます。また，インスリン／カーボ比の設定が小さすぎて，食事のインスリン量（糖質インスリン）が不足すると，補正インスリンが効かないと感じ，インスリン効果値が小さいのでは？　と誤解してしまいます。正確に基礎インスリンを調整し，何もしないときには血糖値がフラットであること，糖質インスリン量が設定したインスリン／カーボ比と合致していることを確認したうえで調整します。

血糖値の記録や持続血糖モニタリング（CGM）の動きから，インスリン効果値を調整する場合は，食前の血糖値が高かったときの"次"の血糖値に注目しましょう。Chapter 6の「1 インスリン／カーボ比の調整」にもありましたが，食前血糖値が 100 mg/dL 前後のときには，補正インスリンは考慮されていません。食前血糖値が高かったときには，糖質インスリンと補正インスリンを合わせて注射しているはずですので，その"次の"血糖値がうまく目標血糖値まで下がっているか，高いままなのか，低血糖になっているかを振り返ってみてください。

インスリン効果値の調整は 5〜10 くらいの幅で増減します。たとえば，補正インスリンが不足している場合では，インスリン効果値を 50 から 40 に下げる，反対に補正インスリンが多すぎて，血糖値が下がりすぎたら 50 から 60 に上げてみましょう。直接的にインスリン効果値を調べるには，糖質インスリンの影響が全くない時間帯で，血糖値が高いときに数単位の超速効型インスリンを打ち，効果が切れる 3〜4 時間後にどの程度血糖値が下がるかをみることでわかります。

たとえば，昼食時に打った追加インスリンが切れる 16 時ごろに血糖値が 280 mg/dL あったとします。このときに 2 単位の超速効型インスリンを打ち，20 時の夕食前の血糖値が 120 mg/dL に低下しました。2 単位のインスリンで血糖値が 160 mg/dL 低下しているので，1 単位で 80 mg/dL 低下したことになり，インスリン効果値が 80 だったのがわかります。このときの注意点は，低血糖にならないようにインスリンを打ちすぎないことです。

④ インスリン注射のタイミング

CGM でみてみると，各食事前の血糖値は 100 mg/dL 程度で安定しているのですが，その間の血糖値が上昇していることがよくあります。

「食後の上昇を抑えたいのでインスリンを増やしたい」が，「これ以上インスリンを増やすと低血糖になる」ことが予想されます。この場合には，インスリン注射のタイミングを考えてみてください。超速効型インスリンといっても，その効果が出現するまで数分〜10 分程度かかります。食直前や食後に打つと，インスリンの効果が現れる前に，血糖値が上昇することをよく経験します。図12 は同じ患者さんが同じインスリン／カーボ比で，食後・食直前・食事 15 分前に打ったときの血糖値の変動です。血糖値の上昇が次第に小さくなっていることがわかります。

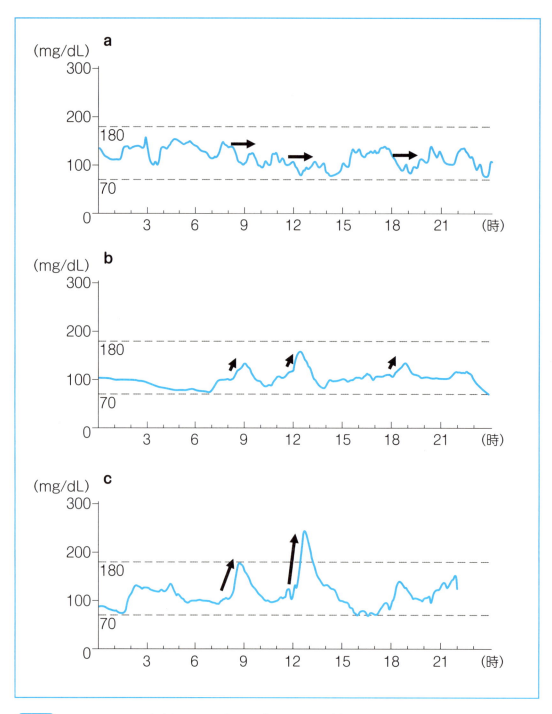

図12 インスリン注射のタイミングによる血糖値の上昇の違い

食事15分前（a），食直前（b），食後（c）のインスリン注射を表します。同じ患者さん，同じインスリン／カーボ比でも，注射タイミングの違いにより食後の血糖値スパイクが小さくなります。

(筆者作成)

特に，朝食後の上昇が目立つ患者さんが多いので，気になる場合は注射のタイミングを早めることも試してみてください。

5 運動時のカーボカウント調整

運動することで，筋肉への糖分の取り込みが増え，インスリンがよく効くようになります。また，運動によってカロリー消費も増えます。そのため，インスリン量の減量が必要なときがあります。運動前のインスリン／カーボ比を下げておくと，低血糖を防ぐことができます。このときにも，インスリン／カーボ比を 0.2 程度減らし，インスリン量を減量しましょう。

運動によりインスリンの効きがよくなる状態は，運動が終わってからもしばらく続くことがあります。長ければその日の夜まで，激しい運動であれば運動後半日ほどになる場合もあります。このような場合には，昼に運動しても夕食のインスリン／カーボ比まで減らしておく必要があります。眠前の高血糖の補正インスリンもいつもより効きがよいかもしれませんので，インスリン効果値 50 のところを 80 に変更するなど，低血糖にならないような調整も必要です。

超速効型インスリンだけではなく，持効型インスリンも減量しておく必要があります。大阪市立大学医学部附属病院小児科（大阪杉の子会）主催の糖尿病キャンプでは，多くの患者さんのキャンプ中の基礎インスリンを 80％に減量しています。運動することがわかっていれば，運動の前日から持効型インスリンを減量しておきましょう。インスリンポンプの場合は，運動直前にインスリンポンプの基礎注入量を「一時基礎レート」を利用して 70 〜 80％に減量してみましょう。

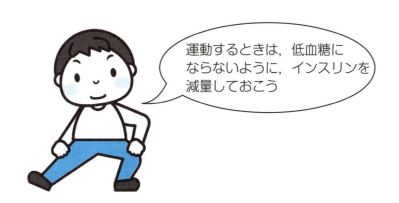

6 持続血糖モニタリングを活用したカーボカウント調整

近年では，血糖値のグラフを確認できるさまざまなデバイスが利用可能になっています。血糖値のトレンドグラフをみながら，基礎インスリンの調整，カーボカウントの調整を行えるようになりました。簡単なトレンドグラフによるインスリン量の調整方法を以下に示します。

▶❶ 夜から朝にかけての血糖値の上昇

眠前の血糖値より朝の血糖値が上昇している場合は，何時ごろから血糖値が上昇していくかを確認しましょう。夜中から朝にかけて徐々に血糖値が上昇している場合は，基礎インスリン不足が考えられます（図13a）。明け方までは血糖値の変動がなくフラットで，明け方から急に上昇している場合は暁現象（図13b）といって，血糖値を上昇させるホルモンの影響で高くなっている可能性があります。夜間にいったん血糖値が下がったあとに上昇している場合は，ソモジー現象（図13c）かもしれません。低血糖のときには，体が低血糖から回復するために，グルカゴン（血糖値を上昇させるホルモン）などを分泌するため，ふだんより血糖値が上がりやすくなります。血糖値の変動パターンをみて，基礎インスリン量の調整を行ってください。基本は"何もしないときには真っすぐ"です。

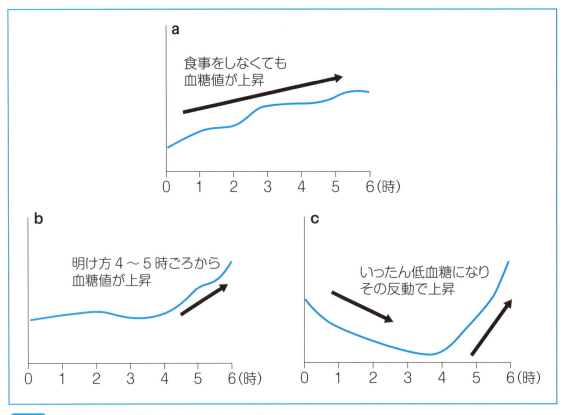

図13 夜間の血糖値の変動とその原因

基礎インスリン不足（a），暁現象（b），ソモジー現象（低血糖後高血糖）（c）をそれぞれ表します。血糖値の上がり方のパターンで，基礎インスリン不足・ホルモンの影響・低血糖の影響などがわかることがあります。

（筆者作成）

❷ 食後の血糖値の上昇

食後の血糖値の上昇は，インスリン／カーボ比が足りない（糖質インスリン量不足，図14a），インスリン注射のタイミングが遅い（図14b），食事のタンパク質，脂質の影響で遅れて上昇している（図14c），基礎インスリン不足などの影響が考えられます。

食後3～4時間後の血糖値がすでに高い場合は，インスリン／カーボ比の不足を考えましょう。食後3～4時間後の血糖値はもとに戻っているが，その間に血糖値の山ができている場合は，インスリン注射のタイミングがずれている可能性があります。食後3時間後には血糖値がいったん下がり，その後上昇している場合は，食事のタンパク質や脂質の影響があります。食後の上昇もあり，夜間や夕方になだらかな血糖値の上昇がある場合は，基礎インスリン不足の可能性があります。それぞれの項を参考に，インスリン量の調整を行ってみてください。

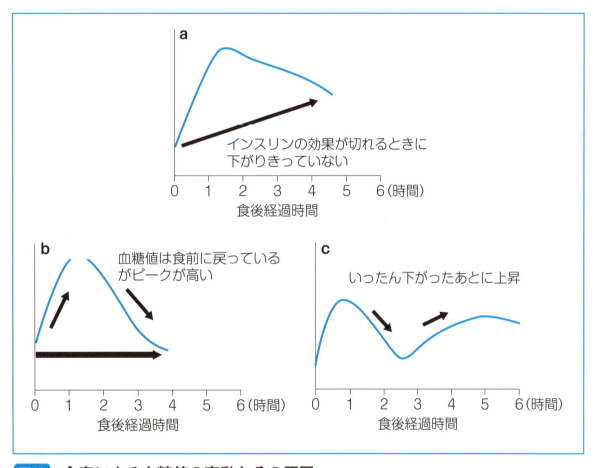

図13 食事による血糖値の変動とその原因

インスリン／カーボ比が小さい場合（糖質インスリン量不足）(a)，インスリン注射のタイミングが遅い場合(b)，食事のタンパク質，脂質の影響が大きい場合(c)を表します。食後の血糖値の流れで，インスリン不足・注射のタイミング・タンパク質や脂質の影響などがわかることがあります。

（筆者作成）

練習問題
血糖値をみながらカーボカウントの調整をしてみよう

STEP 2

1
　私は，インスリン／カーボ比 1.0 でカーボカウントを始めました。糖質 30 g の間食で，3 単位のインスリンを打ちました。食前血糖値 165 mg/dL で，夕食前の血糖値が 156 mg/dL でした。インスリン／カーボ比の調整はどうしますか？

2
　私は，インスリン／カーボ比 1.0 でカーボカウントを始めました。糖質 50 g の間食で，5 単位のインスリンを打ちました。食前血糖値が 145 mg/dL で，夕食前の血糖値が 53 mg/dL と低血糖でした。インスリン／カーボ比の調整はどうしますか？

3
　私は，インスリン／カーボ比 0.5 でカーボカウントを始めました。糖質 40 g の間食で，2 単位のインスリンを打ちました。食前血糖値が 125 mg/dL で，夕食前の血糖値が 228 mg/dL でした。インスリン／カーボ比の調整はどうしますか？

4
　私は，インスリン／カーボ比 1.0，インスリン効果値 50 でカーボカウントを始めました。食前の血糖値が 250 mg/dL で，糖質 40 g の間食を摂りました。糖質インスリン 4 単位＋補正インスリン 2 単位（目標血糖を 150 mg/dL）の合計，6 単位打ちました。4 時間後の血糖値は，242 mg/dL でした。カーボカウントの調整はどうしますか？

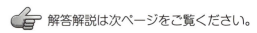 解答解説は次ページをご覧ください。

STEP 2 【解答解説】

1

　インスリン／カーボ比 1.0 で始めました。食前の血糖値と 4 時間後の血糖値がほぼ変わりないので, 食事のカーボ量とインスリン量が合っていたと考えます。インスリン／カーボ比は 1.0 のままでよいです。

2

　インスリン／カーボ比 1.0 で始めました。食後 4 時間後の血糖値が, 食前血糖値より 100 mg/dL 程度低下しました。食事のカーボ量よりインスリン量が多かったので, インスリン／カーボ比 1.0 では多いと考えます。インスリン／カーボ比 0.8 にしてみましょう (インスリン量は減る)。

3

　インスリン／カーボ比 0.5 で始めました。食後 4 時間後の血糖値が, 食前血糖値より 100 mg/dL 程度上昇しました。食事のカーボ量に対してインスリン量が足りないので, インスリン／カーボ比 0.5 では少ないと考えます。インスリン／カーボ比 0.7 にしてみましょう (インスリン量は増える)。

4

　インスリン／カーボ比 1.0, インスリン効果値 50 で始めました。血糖値が低下するように, 補正分を含めて 6 単位打ちましたが, 食後 4 時間後の血糖値が, 食前血糖値とほとんど変わりなく, 目標血糖値より高血糖でした。言い換えれば, 4 カーボの食事に 6 単位を打ち, 食前と食後 4 時間後の血糖値がほぼ同じだった, つまり, 4 カーボの食事と 6 単位のインスリン量がちょうど合っていたといえます。このときのインスリン／カーボ比は, $6 \div 4 = 1.5$ となりますので, インスリン／カーボ比は 1.5 程度ではないかと考えます (1 回の結果で 1.0 から 1.5 に変更せず, 何度か続いてから変更しましょう)。

練習問題
食事内容からインスリン／カーボ比とインスリン効果値を求める

STEP 3

　ある日の食事は，おにぎり1個，サラダ1個（糖質10 g）とお茶でした。食前血糖値133 mg/dL で，インスリンを8単位打ち，4時間後の血糖値は121 mg/dL でした。

　また，別の日食事は，おにぎり1個，サラダ1個（糖質10 g）とお茶を買って食べました。食前血糖値が289 mg/dL で，10単位打ち，4時間後の血糖値は184 mg/dL でした。これらを踏まえ，インスリン／カーボ比とインスリン効果値を考えてみましょう。

STEP 3　【解答解説】

　摂取したカーボ量は，おにぎり（糖質40 g），サラダ（糖質10 g），お茶（糖質0 g）なので，糖質は50 g，5カーボになります。インスリン8単位で，血糖値の変動が小さかったので，インスリン／カーボ比は8÷5＝1.6としましょう（簡単にカーボカウントを始めるならば，1.5でよいです）。

　後日は，同じものを食べても，血糖値の変動から10単位打っています。いつもの8単位に，2単位のインスリンを増量したということは，2単位を補正インスリンとして考えていることになります。このとき，血糖値が4時間で，100 mg/dL 程度低下しているので，2単位で100 mg/dL の血糖値が低下したことになります。つまり，1単位で約50 mg/dL 低下となり，インスリン効果値50と考えます。インスリン／カーボ比1.5，インスリン効果値50と考えて，カーボカウントを続けてみましょう。

Chapter 7　タンパク質と脂質への対応

　応用カーボカウントでは，食事前の追加インスリン量は，食事に含まれる糖質量に基づいて計算します。しかし，タンパク質や脂質の多い食事の場合には，やはり食後血糖に影響がありますので（図15），糖質のための食前の超速効型インスリンだけでは調整できないことがあります。

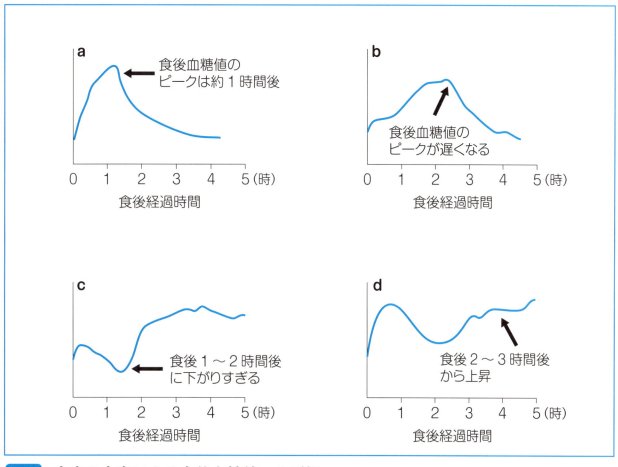

図15　**食事の内容による食後血糖値への影響**
　一般的な食事の場合（a），脂質が多い食事の場合（b），胃の動きが遅い，痩せている，食事中の脂質が多い場合など，超速効型インスリンが早く効きすぎた場合（c），タンパク質が多い食事の場合（d）。脂質は食物の胃の通過を遅くするため，食後の血糖上昇を遅くします。タンパク質は，食後数時間後の血糖を上昇させます。

（筆者作成）

1 脂質

　食品中の脂質は，胃のなかでの食物の滞留時間を長くする作用があり，糖質による血糖上昇を遅らせる傾向があります。したがって，脂質が多い食事の場合は，食前の超速効型インスリンによって，食後1〜2時間でいったん低血糖になることもあります。その場合，食後注射やインスリンポンプではスクエア注入（ロング）で対応することが勧められます。

2 タンパク質

　食後数時間後からの血糖上昇の原因になります。タンパク質の多い食品は，脂質も多く含んでいることが多いので，脂質と同じ対応が必要な場合があります。タンパク質は，食後2〜3時間後から血糖値を上昇させ，半日ほどの血糖上昇の原因になります。したがって，ペン型注射の場合は，食後2〜3時間後に追加インスリン1〜2単位をさらに追加したり，ポンプの場合は1〜2単位を3〜8時間のスクエア注入（ロング）で対応し，基礎インスリンを一時基礎レートで，3〜8時間120〜140%増量するなどで，対応する方法があります。

　肉類は，タンパク質も脂質も多いので，両方への対応が必要なことがあります。また，どの程度の量の脂質やタンパク質が，血糖値にどの程度の影響を与えるかは，患者さん，食品の種類によっても異なるため，糖質のように食べる量と血糖値が比例しません。したがって，インスリン量は経験を積み調整していくことが必要です。

肉，魚，揚げ物，洋菓子などにはタンパク質や脂質が多く含まれるので，たくさん食べるときは注意しましょう。

Chapter 8 カーボカウント Q&A

Q1

低血糖のときのカーボカウントはどうしますか？

【解説】

　低血糖のときは，目標血糖値まで上昇させる分だけ，補正インスリンを減量して注射してください。インスリン効果値が 60 のひと（超速効型インスリン 1 単位で，血糖値が 60 mg/dL 低下するひと）の場合，目標血糖値が 120 mg/dL で，食前血糖値が 60 mg/dL であったとします。目標血糖値まで 60 mg/dL 上昇させるために，1 単位のインスリンを減量しましょう。このようにインスリン注射前の血糖値が低いときには，その分のインスリンを減量します。

Q2

目標血糖値は 120 mg/dL ですが，食前の血糖値が 80 mg/dL でした。インスリンは減量するべきですか？

【解説】

　インスリンは，特に減量しなくてよいです。この場合，食前血糖値 80 mg/dL は，目標血糖値 120 mg/dL より低いですが，80 mg/dL は正常血糖の範囲内なので，低血糖としてインスリンを減量する必要はありません。しかし，運動前など血糖値が下がりやすい時間帯では，減量しておいたほうがよいこともあるので，臨機応変な対応が必要です。

Q3

12 時に昼食を食べたあと，13 時におやつを食べる（食事と間食の間隔が短い）場合は，インスリンを減量するべきですか？

【解説】

　12 時の昼食時に打ったインスリン注射の持続時間は，3～4 時間です。その間におやつを食べる場合，おやつのカーボ量に対するインスリン量は，減量する必要はありません。しかし，13 時に測定した血糖値は，12 時に打ったインスリンがまだ十分効いていない可能性があります。そこで，13 時におやつを食べる場合は補正インスリンは打たずに，インスリン／カーボ比を利用しておやつに対するインスリンのみを注射しましょう。

　最後のインスリン注射から 4 時間以上経過している場合は，カーボ量に対応する糖質インスリンと血糖値のための補正インスリンを合計し，通常の応用カーボカウントを利用してインスリン注射を行ってください。

41

Q4

いわゆる炭水化物（ご飯，パン，麺など）を摂らなかった場合のインスリン注射はどうしますか？

【解説】

焼き肉店にいって，ご飯をほとんど食べないことはよくありますが，この場合もカーボカウントが必要な食品や飲料，調味料に含まれるカーボ量に対するインスリン注射を行ってください。タンパク質と脂質も多く食べると，血糖値は上昇します。その対応についてはChapter 7を参照してください。また，タンパク質と脂質に対するインスリン量の計算は難しく，ある程度の糖質（最低4カーボ）を食べて，そのカーボ量のための追加インスリンを打っておくほうが調整しやすいです。

Q5

運動するときのカーボカウントはどうしますか？

【解説】

運動には，軽度から中等度の運動強度で行われる有酸素運動と，瞬間的に大きな力を使って行う無酸素運動があります。有酸素運動は血糖値が低下しやすいので，運動強度や時間によって，インスリンの減量を行いましょう。ふだんのインスリン／カーボ比が1.0の患者さんが数時間の運動を行う場合は，運動前の食事のインスリン／カーボ比を0.8に変更することでインスリン量を減らします。

運動により，インスリンの効きがよくなり。その効果は，運動後半日程度続くことがあるので，運動後の食事もインスリンを減量したほうがよい場合があります。運動後も血糖値が低下しやすいのかどうか，振り返って対応してください。

Q6

カーボカウントを行っていますが，どうしても食後の血糖値が上がってしまいます。これ以上食前のインスリン量を増やすと低血糖になってしまいます。

【解説】

食後血糖値の上昇は，1型糖尿病の患者さんがいつも悩むところです。まず，食後いつまで血糖値が上昇しているかを振り返りましょう。朝7時にインスリンを打ち，朝食後から血糖値が上昇するが，昼前には血糖値が100 mg/dL程度に戻っている場合と，昼前でも血糖値が高い場合があります。

昼食前になっても，血糖値が高い場合はインスリン量そのものが不足しているため，インスリン／カーボ比を増加し，昼食前の血糖値が100 mg/dL程度に安定するように調整してください。

昼食前の血糖値は100 mg/dLまで戻るが，それまでの血糖値の上昇が激しい場合は，インスリン量そのものは合っていると考えます。この場合は，朝食後の血糖値の上昇とインスリンが効き始めるまでのタイミングがずれている可能性があります。Chapter 6の「4 インスリン注射のタイミング」を参考に，注射を15分以上早めに打つことを試してみてください。また，インスリンポンプ療法の場合は昼前の低血糖を防ぐため，昼前2～3時間の基礎インスリン注入を「0」にして，朝の追加インスリンをもっと増量する方法もあります（スーパーボーラス）。

その他，食事のカーボを少なくし食物繊維や脂質を多くする，あるいは主食を吸収の遅い糖質（そば，パスタ，全粒パン，玄米）にすることで，うまくいくこともあります。

Chapter 9　カーボカウントの調整手順

カーボカウントは常に以下のような手順で考えながら日々調整しましょう！

1 基礎インスリンの確認

① 食事と追加インスリンの影響のない状態で血糖値が一定であるか？（p20）

② インスリンポンプでは，常に注入回路の穿刺場所に問題ないのかを確認すること

2 インスリン／カーボ比（糖質／インスリン比）の調整

① 食事のカーボ量は間違いないか？（p9 ～ 14）

② 高血糖時は評価できない（補正インスリンが多くなるため）

③ 食後 4 ～ 5 時間時間後に評価する（p29）

④ 時間帯ごとに設定する（p26）

⑤ 食後 1 ～ 2 時間のピークは，後回しにする

⑥ 脂質が多くなかったか？　多い場合は，インスリン／カーボ比を評価できない

3 インスリン効果値の調整

① 高血糖時に補正インスリンの効果で評価する（p31）

② 補正インスリン注射後，4 ～ 5 時間でみる（p31）

③ インスリン効果値は，10 ～ 20 のレベルで調整する（p31）

④ 時間帯で異なる（p26）

⑤ 運動量の変化を考慮する（p33, 42）

⑥ 眠前は高めに設定する（p26）

4 目標血糖の調整（p24）

① 基礎インスリン切り替え時は，眠前の目標血糖 150 mg/dL 程度で開始する

② 夜間の血糖値の変動は，フラットであることを確認してから，眠前の目標を 100 mg/dL にする

③ 食事ボーラスのための補正は，当初から 100 mg/dL を目標にする

5 食後 1 ～ 2 時間のピーク抑制（p31, 42）

① 食前 15 ～ 30 分前に超速効型インスリンで対応する

② 食物繊維と脂質を多めに食べる

③ 玄米，雑穀米，パスタ，そば，全粒パンなど糖質の吸収が遅い食品を主食にする

④ 糖質摂取量を減らす

参考資料① 必要エネルギーの算出例

1 18歳以上の場合

▶❶ 自分の理想体重を知る

身長に対する標準体重：身長（m）× 身長（m）× 22 ＝ 理想体重（kg）

（　　　　）m ×（　　　　）m × 22 ＝（　　　　　）kg

▶❷ 理想体重に身体活動量をかける

理想体重（kg）×身体活動量（kcal）＝ 必要エネルギー（kcal）

（　　　　）kg ×（　　　）kcal　　＝（　　　　　　　）kcal

> **POINT**
>
> 【身体活動量の目安】
> 軽 い 労 作：25 ～ 30 kcal（デスクワークが多い職業など）
> 普通の労作：30 ～ 35 kcal（立ち仕事が多い職業など）
> 重 い 労 作：35 ～　 kcal（力仕事の多い職業など）

表1 標準体重表

身長（cm）	体重（kg）	身長（cm）	体重（kg）	身長（cm）	体重（kg）	身長（cm）	体重（kg）
139	43	152	51	165	61	178	70
140	43	153	51	166	61	179	70
141	44	154	52	167	62	180	71
142	44	155	53	168	63	181	72
143	45	156	54	169	64	182	73
144	46	157	54	170	64	183	74
145	46	158	55	171	65	184	74
146	47	159	56	172	66	185	75
147	48	160	56	173	67	186	76
148	48	161	57	174	67	187	77
149	49	162	58	175	68	188	78
150	50	163	58	176	68	189	79
151	50	164	59	177	69	190	79

（筆者作成）

参考資料① 必要エネルギーの算出例

2 18歳未満の場合

表2 推定エネルギー必要量（kcal/日）

性別	男性			女性		
身体活動レベル*	Ⅰ	Ⅱ	Ⅲ	Ⅰ	Ⅱ	Ⅲ
0〜5（月）	—	550	—	—	500	—
6〜8（月）	—	650	—	—	600	—
9〜11（月）	—	700	—	—	650	—
1〜2（歳）	—	950	—	—	900	—
3〜5（歳）	—	1,300	—	—	1,250	—
6〜7（歳）	1,350	1,550	1,750	1,250	1,450	1,650
8〜9（歳）	1,600	1,850	2,100	1,500	1,700	1,900
10〜11（歳）	1,950	2,250	2,500	1,850	2,100	2,350
12〜14（歳）	2,300	2,600	2,900	2,150	2,400	2,700
15〜17（歳）	2,500	2,850	3,150	2,050	2,300	2,550

＊：Ⅰ ほとんど運動しないひと，Ⅱ 普通の運動量のひと，Ⅲ よく運動するひと

（日本人の食事摂取基準2015年版より引用）

あくまで算出例です。特に18歳未満は体格や活動量によって大きく異なるので，日々の体重や身長の変化を確認してください。

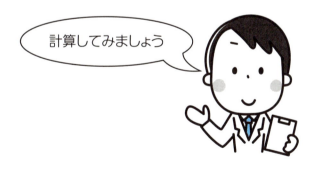

45

参考資料② 食品カーボ一覧表

表1 穀物

素材 / 品名	目安量	分量（g）	糖質（炭水化物）（g）	カーボ
ご飯	茶碗1杯	150	55	5.5
	丼1杯	230	85	8.5
	カレー皿	300	110	11
おにぎり	1個	100	39	4
もち	角もち1個	50	25	2.5
	丸もち1個	35	18	2
赤飯	茶碗1杯	150	60	6
全かゆ	茶碗1杯	200	31	3
食パン	6枚切り1枚	60	27	2.5
	5枚切り1枚	72	32	3
	4枚切り1枚	90	40	4
ロールパン	1個	30	14	1.5
フランスパン	1個	30	16	1.5
クロワッサン	1個	30	13	1.5
レーズンパン	1個	30	15	1.5
ナン	1個	60	27	2.5
あんパン	1個	100	48	5
あんパン（薄皮タイプ）	1個	50	24	2.5
クリームパン	1個	100	40	4
クリームパン（薄皮タイプ）	1個	40	13	1.5
ジャムパン	1個	100	53	5.5
メロンパン	1個	100	58	6
カレーパン	1個	100	31	3
うどん（ゆで）	袋麺1玉	200	42	4
そば（ゆで）	袋麺1玉	180	43	4.5
そうめん（乾燥）	1束	50	35	3.5
そうめん（ゆで）	1束	150	37	3.5
パスタ（乾燥）	1人前	100	71	7
パスタ（ゆで）	1人前	250	76	7.5
生パスタ	1人前	150	68	7
中華めん（蒸し）	袋麺1玉	150	55	5.5

46

参考資料② 食品カーボ一覧表

表1 穀物（つづき）

素材 / 品名	目安量	分量（g）	糖質（炭水化物）（g）	カーボ
ビーフン	1食	80	63	6.5
はるさめ（乾燥）	1食	20	17	1.5
はるさめ（ゆで）	1食	80	15	1.5
コーンフレーク	1食	40	32	3
餃子の皮	1枚	6	3	0.5
春巻の皮	1枚	15	9	1
小麦粉	大さじ2	16	12	1
片栗粉	大さじ2	18	15	1.5
コーンスターチ	大さじ2	14	12	1
パン粉（乾燥）	大さじ2	6	4	0.5
お好み焼き粉		100	71	7
ホットケーキミックス		100	73	7.5

表2 いも，野菜，豆類

素材 / 品名	目安量	分量（g）		糖質（炭水化物）（g）	カーボ
		廃棄なし	廃棄込み		
じゃがいも	中1個	90	100	15	1.5
さつまいも	中1本	180	200	53	5.5
さといも	小3個	75	90	8	1
長いも		45	50	6	0.5
れんこん	3切れ	50	60	7	0.5
かぼちゃ	1切れ	35	40	6	0.5
とうもろこし（ゆで）	1本	100	200	16	1.5
くり（ゆで）	1個	15	20	5	0.5
ゆりね	1個	55	60	13	1.5
ぎんなん（ゆで）	10粒	15	20	5	0.5
グリーンピース	大さじ5	60	60	5	0.5
小豆（ゆで）	大さじ5	60	60	7	0.5

表3 果物

素材 / 品名	目安量	分量（g）		糖質（炭水化物）（g）	カーボ
		廃棄なし	廃棄込み		
アメリカンチェリー	中5個	50	55	8	1
いちご	中粒5個	70	70	5	0.5

47

表3 果物（つづき）

素材 / 品名	目安量	分量（g）		糖質（炭水化物）（g）	カーボ
		廃棄なし	廃棄込み		
オレンジ（ネーブル）	中1個	150	250	16	1.5
柿	中1個	150	170	21	2
干し柿	中1個	50	55	29	3
キウイフルーツ	中1個	100	120	11	1
さくらんぼ	中10個	50	55	7	0.5
すいか	1切れ	100	160	9	1
和梨	中1/2個	150	180	16	1.5
洋梨	中1/2個	100	120	13	1.5
パイナップル	1/6切れ	100	160	13	1.5
バナナ	中1本	100	170	21	2
ぶどう（巨峰）	8粒	100	100	15	1.5
マンゴー	中1/2個	150	230	23	2.5
みかん	中1個	100	120	11	1
メロン	1/6切れ	100	200	10	1
もも	中1/2個	100	120	9	1
ライチ	5個	80	100	12	1
りんご	中1/2個	150	180	21	2

表4 調味料

素材 / 品名	目安量	分量（g）	糖質（炭水化物）（g）	カーボ
砂糖	スティック1本	3	3	0.3
はちみつ	大さじ1	21	17	1.5
メープルシロップ	大さじ1	21	14	1.5
ガムシロップ	1個	13	10	1
ジャム	大さじ1	21	10	1
黒蜜	大さじ1	21	11	1
ケチャップ	大さじ1	18	5	0.5
ソース	大さじ1	18	5	0.5
米みそ・甘みそ	大さじ1	18	6	0.5
米みそ・赤色辛みそ	大さじ1	18	3	0.5
カレールウ	1片	20	8	1
ハヤシルウ	1片	20	9	1
シチュールウ	1片	20	9	1

参考資料② **食品カーボ一覧表**

表5　牛乳・乳製品・飲料

素材 / 品名	目安量	分量（g）	糖質（炭水化物）（g）	カーボ
普通牛乳	コップ1/2杯	100	5	0.5
低脂肪乳	コップ1/2杯	100	6	0.5
ヨーグルト（無糖）	1個	100	5	0.5
ヨーグルト（加糖）	1個	100	12	1
飲むヨーグルト	コップ1/2杯	100	12	1
練乳（加糖）	大さじ1	15	8	1
ミルクココア（粉）	カップ1杯分	15	11	1
スポーツドリンク	コップ1/2杯	100	5	0.5
コーラ	コップ1/2杯	100	11	1
ジュース（濃縮還元）	コップ1/2杯	100	11	1
ジュース（30%果汁入り）	コップ1/2杯	100	11	1
ジュース（ストレート）	コップ1/2杯	100	12	1
ビール（淡色）	缶1本	350	11	1
清酒（純米酒）	1合	180	6	0.5

表6　おやつ・デザート

素材 / 品名	目安量	分量（g）	糖質（炭水化物）（g）	カーボ
ショートケーキ	1カット	110	47	4.5
チーズケーキ（レア）	1カット	90	20	2
チーズケーキ（ベイクド）	1カット	100	23	2.5
チョコレートケーキ	1カット	110	51	5
シフォンケーキ	1カット	100	21	2
モンブラン	1個	70	47	4.5
パウンドケーキ	1カット	70	30	3
ロールケーキ		70	14	1.5
クレープ（チョコバナナ）	1個	140	44	4.5
シュークリーム	1個	90	23	2.5
ドーナツ	1個	50	21	2
アップルパイ	1カット	185	58	6
ワッフル（カスタードクリーム入り）	1個	50	19	2
プリン	1個	100	15	1.5
ゼリー	1個	100	20	2
ババロア	1個	80	16	1.5

表6　おやつ・デザート（つづき）

素材 / 品名	目安量	分量（g）	糖質（炭水化物）（g）	カーボ
クラッカー	6枚	20	12	1
サブレ	1個	25	18	2
ビスケット・ハードビスケット	3枚	16	12	1
ビスケット・ソフトビスケット	2枚	16	10	1
ポテトチップス	1袋	60	30	3
キャラメル	3個	15	12	1
マシュマロ	5個	15	12	1
アーモンドチョコレート	5個	20	7	0.5
ミルクチョコレート	1枚	50	26	2.5
しるこ（こしあん）		100	46	4.5
しるこ（つぶあん）		100	36	3.5
今川焼	1個	50	23	2.5
ういろう	1切れ	30	13	1.5
かしわもち	1個	70	32	3
くし団子	1本	50	22	2
桜もち	1個	70	36	3.5
大福もち	1個	100	50	5
どら焼	1個	60	33	3.5
蒸しまんじゅう	1個	40	23	2.5
練りようかん	1切れ	50	33	3.5
水ようかん	1個	100	38	4
わらびもち		100	26	2.5
かりんとう		20	15	1.5
揚げせんべい		20	14	1.5
あられ		20	17	1.5
しょうゆせんべい	1枚	20	16	1.5
アイスクリーム		100	22	2
ソフトクリーム		100	20	2
シャーベット		100	29	3

参考資料② 食品カーボ一覧表

表7 粉もの

素材 / 品名	目安量	分量（g）	糖質（炭水化物）（g）	カーボ
お好み焼き	1枚		50	5
広島焼き（麺半玉）	1枚		62	6
もんじゃ焼き	1人前		19	2
たこ焼き（大粒）	6個		36	3.5
たこ焼き（小粒）	10個		34.8	3.5
明石焼き	10個		25	2.5
ちぢみ	1人前		58	6
いか焼き	1枚		44	4.5
肉まん（豚まん, 大）	1個	130	46	4.5
肉まん（豚まん, 小）	1個	80	31	3
ピザ（直径約20 cm）	1枚	200	65	6.5
ピザ（デリバリー, Mサイズ）	1/8カット		21	2
アメリカンドッグ	1本	100	31	3

表8 おかず

素材 / 品名	目安量	分量（g）	糖質（炭水化物）（g）	カーボ
コロッケ（ポテト）	1個	80	18	2
コロッケ（クリーム）	1個	60	14	1.5
焼き餃子	6個		30	3
シウマイ	6個		16	1.5
春巻	1個	60	12	1
コーンスープ	1杯	200	16	1.5

（すべて筆者作成）

参考資料③ 食事写真からのカーボ読み取り例

1 献立例Ⓐ

▶❶ 朝食

- ゆで卵　0カーボ
- コーヒー（無糖）　0カーボ
- トースト（5枚切り75g）＋マーガリン　3.5カーボ
  パンの重さの約半分が炭水化物なので3.5カーボ
- ヨーグルト（いちごソース）　1.5カーボ
  無糖ヨーグルト100gで0.5カーボ，いちごソース大さじ1杯で1カーボ
- サラダ　0カーボ

▶❷ 昼食

- ラーメン（しょうゆ）　5カーボ
  1人前の麺（150g）で4.5カーボ，スープを全部飲めば＋0.5カーボ
  ※みそラーメンは＋1カーボ
- 餃子（6個150g）　3カーボ
  1個0.5カーボなので6個で3カーボ

▶❸ 夕食

- お浸し（だし，しょうゆ）　0カーボ
- 漬物　0カーボ
- さばの塩焼き　0カーボ
- 肉じゃが　1.5カーボ
  砂糖・みりんを使って，小皿のおかずなので0.5カーボ，じゃがいもがOKサイズ2個分なので＋1カーボ
- ご飯（150g）5.5カーボ
  ご飯は1カーボ27gなので，150÷27≒5.5カーボ
- みそ汁（えのき）0.5カーボ
  みそを使った小皿のおかずなので0.5カーボ

参考資料③ 食事写真からのカーボ読み取り例

2 献立例Ⓑ

❶ 朝食

果物（グレープフルーツ 1/4 個）　0.5 カーボ

煮浸し　0.5 カーボ
みりんを使っていて，小皿のおかずなので 0.5 カーボ

卵豆腐　0 カーボ

みそ汁（麩）　0.5 カーボ
みそを使っていて，小皿のおかずなので 0.5 カーボ

ご飯（180 g）　6.5 カーボ
180 ÷ 27 ≒ 6.5 カーボ

干物　0 カーボ

❷ 昼食

パスタ（ミートソース）　6.5 カーボ
1 人前の麺（200 g）で 5.5 カーボ，ソースはケチャップを使っていて，大皿のおかずなので＋1 カーボ

サラダ　0 カーボ

❸ 夕食

酢の物　0.5 カーボ
砂糖を使っていて，小皿のおかずなので 0.5 カーボ

ひじき煮　0.5 カーボ
砂糖・みりんを使っていて，小皿のおかずなので 0.5 カーボ

ご飯（200 g）　7.5 カーボ
200 ÷ 27 ≒ 7.5 カーボ

から揚げ（5 個）　1 カーボ
小麦粉を使っていて，大皿のおかずなので 1 カーボ

3 献立例Ⓒ

▶❶ 朝食

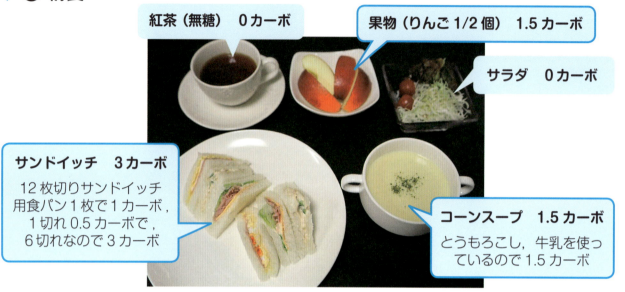

- 紅茶（無糖）　0カーボ
- 果物（りんご1/2個）　1.5カーボ
- サラダ　0カーボ
- サンドイッチ　3カーボ
  12枚切りサンドイッチ用食パン1枚で1カーボ，1切れ0.5カーボで，6切れなので3カーボ
- コーンスープ　1.5カーボ
  とうもろこし，牛乳を使っているので1.5カーボ

▶❷ 昼食

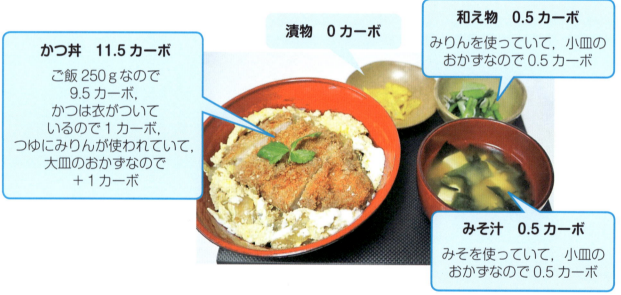

- 漬物　0カーボ
- 和え物　0.5カーボ
  みりんを使っていて，小皿のおかずなので0.5カーボ
- かつ丼　11.5カーボ
  ご飯250gなので9.5カーボ，かつは衣がついているので1カーボ，つゆにみりんが使われていて，大皿のおかずなので＋1カーボ
- みそ汁　0.5カーボ
  みそを使っていて，小皿のおかずなので0.5カーボ

▶❸ 夕食

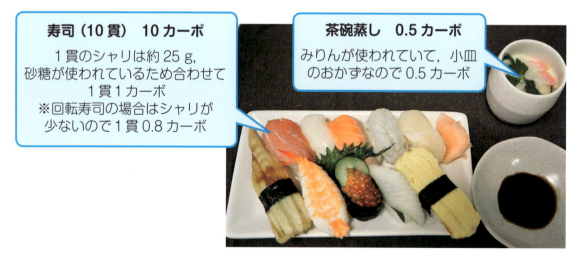

- 寿司（10貫）　10カーボ
  1貫のシャリは約25g，砂糖が使われているため合わせて1貫1カーボ
  ※回転寿司の場合はシャリが少ないので1貫0.8カーボ
- 茶碗蒸し　0.5カーボ
  みりんが使われていて，小皿のおかずなので0.5カーボ

参考資料③ 食事写真からのカーボ読み取り例

4 外食時の例（居酒屋の場合）

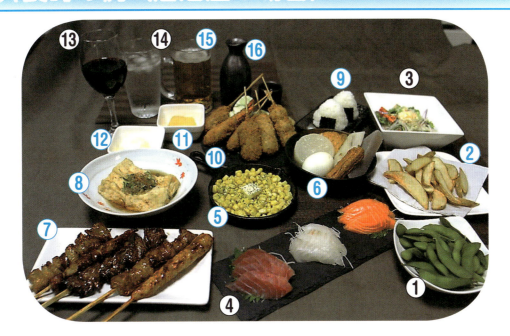

① 枝豆　0カーボ
② フライドポテト（150 g）　3カーボ（いも類はOKサイズ2個で1カーボ,6個分なので3カーボ）
③ シーザーサラダ　0カーボ
④ 刺身　0カーボ
⑤ バターコーン（100 g）　2カーボ（とうもろこしがOKサイズ4個分なので,2カーボ）
⑥ おでん　1カーボ（だしに砂糖・みりんが使われており,大皿なので1カーボ）
⑦ 焼き鳥・つくね（たれ）　1カーボ（砂糖・みりんが使われており,大皿なので1カーボ,塩ならば0カーボ）
⑧ 揚げ出し豆腐　1カーボ（衣がついており,つゆにみりんが使われ,大皿のおかずなので1カーボ）
⑨ おにぎり（80 g×2）　6カーボ（160÷27≒6カーボ）
⑩ 串揚げ　1カーボ（衣がついており,ソースをつけて食べる大皿のおかずなので,1カーボ）
⑪ シャーベット（50 g）　1.5カーボ
⑫ アイスクリーム（50 g）　1カーボ
⑬ ワイン（120 mL）　0カーボ（300 mLで0.5カーボ）
⑭ 焼酎　0カーボ
⑮ ビール（350 mL）　1カーボ
⑯ 日本酒（180 mL）　1カーボ

　居酒屋など多様な料理を少しずつ食べる場合は,1回の食事で1カーボ（調味料分）として数えると簡単です。ただし,いも類（フライドポテトなど）,ご飯もの（寿司,茶漬けなど）,デザート（ケーキ,果物など）,飲み物（ビール,カクテルなど）などの糖質の多い食材や料理の場合は,別でカーボカウントします。飲み会などでは,いつもよりたくさん食べてしまうひとは,調味料分の1カーボを2カーボなどに増やしましょう。また,カーボカウントをしなくてよい料理だけの場合には,0カーボになることもあります。飲み会や会席,コース料理など食事の時間が長く,メニューがわからない場合は,インスリンは食後打ちをするほうがよい場合があります。

> **POINT**
> 1カーボ＋糖質を多く含む食材のカーボ＝合計のカーボ

55

参考資料④ # カーボカウント表

日ごろよく食べる食品のカーボ量を書き込んで，自分だけのカーボ表を作りましょう。自分のインスリン／カーボ比とインスリン効果値もいっしょに書いておくと便利です。

▶ POINT ▶

インスリン／カーボ比：＿＿＿＿＿＿＿＿＿＿＿＿＿＿＿＿＿＿＿＿＿＿＿

インスリン効果値：＿＿＿＿＿＿＿＿＿＿＿＿＿＿＿＿＿＿＿＿＿＿＿＿

食品	ふだん食べる量	カーボ量	その食品に対するインスリン量
（例）ご飯	150 g	5.5	4.5 *

＊：1カーボに必要なインスリン量が0.8単位の場合，5.5カーボ×0.8＝4.4≒4.5単位（計算式）

（筆者作成）

参考資料⑤ **血糖表** *

① インスリン／カーボ比用

月　日	曜日																							
時間	0	1	2	3	4	5	6	7	8	9	10	11	12	13	14	15	16	17	18	19	20	21	22	23
インスリン効果値																								
インスリン／カーボ比																								
血糖値																								
食事（カーボ量）																								
糖質インスリン																								
補正インスリン																								
基礎インスリン																								

月　日	曜日																							
時間	0	1	2	3	4	5	6	7	8	9	10	11	12	13	14	15	16	17	18	19	20	21	22	23
インスリン効果値																								
インスリン／カーボ比																								
血糖値																								
食事（カーボ量）																								
糖質インスリン																								
補正インスリン																								
基礎インスリン																								

月　日	曜日																							
時間	0	1	2	3	4	5	6	7	8	9	10	11	12	13	14	15	16	17	18	19	20	21	22	23
インスリン効果値																								
インスリン／カーボ比																								
血糖値																								
食事（カーボ量）																								
糖質インスリン																								
補正インスリン																								
基礎インスリン																								

月　日	曜日																							
時間	0	1	2	3	4	5	6	7	8	9	10	11	12	13	14	15	16	17	18	19	20	21	22	23
インスリン効果値																								
インスリン／カーボ比																								
血糖値																								
食事（カーボ量）																								
糖質インスリン																								
補正インスリン																								
基礎インスリン																								

月　日	曜日																							
時間	0	1	2	3	4	5	6	7	8	9	10	11	12	13	14	15	16	17	18	19	20	21	22	23
インスリン効果値																								
インスリン／カーボ比																								
血糖値																								
食事（カーボ量）																								
糖質インスリン																								
補正インスリン																								
基礎インスリン																								

月　日	曜日																							
時間	0	1	2	3	4	5	6	7	8	9	10	11	12	13	14	15	16	17	18	19	20	21	22	23
インスリン効果値																								
インスリン／カーボ比																								
血糖値																								
食事（カーボ量）																								
糖質インスリン																								
補正インスリン																								
基礎インスリン																								

月　日	曜日																							
時間	0	1	2	3	4	5	6	7	8	9	10	11	12	13	14	15	16	17	18	19	20	21	22	23
インスリン効果値																								
インスリン／カーボ比																								
血糖値																								
食事（カーボ量）																								
糖質インスリン																								
補正インスリン																								
基礎インスリン																								

＊：大阪市立大学医学部附属病院小児科推奨。

② 糖質／インスリン比用

月　日	曜日																								
時間	0	1	2	3	4	5	6	7	8	9	10	11	12	13	14	15	16	17	18	19	20	21	22	23
インスリン効果値																									
糖質／インスリン比																									
血糖値																									
食事（炭水化物 g)																									
糖質インスリン																									
補正インスリン																									
基礎インスリン																									

月　日	曜日																								
時間	0	1	2	3	4	5	6	7	8	9	10	11	12	13	14	15	16	17	18	19	20	21	22	23
インスリン効果値																									
糖質／インスリン比																									
血糖値																									
食事（炭水化物 g)																									
糖質インスリン																									
補正インスリン																									
基礎インスリン																									

月　日	曜日																								
時間	0	1	2	3	4	5	6	7	8	9	10	11	12	13	14	15	16	17	18	19	20	21	22	23
インスリン効果値																									
糖質／インスリン比																									
血糖値																									
食事（炭水化物 g)																									
糖質インスリン																									
補正インスリン																									
基礎インスリン																									

月　日	曜日																								
時間	0	1	2	3	4	5	6	7	8	9	10	11	12	13	14	15	16	17	18	19	20	21	22	23
インスリン効果値																									
糖質／インスリン比																									
血糖値																									
食事（炭水化物 g)																									
糖質インスリン																									
補正インスリン																									
基礎インスリン																									

月　日	曜日																								
時間	0	1	2	3	4	5	6	7	8	9	10	11	12	13	14	15	16	17	18	19	20	21	22	23
インスリン効果値																									
糖質／インスリン比																									
血糖値																									
食事（炭水化物 g)																									
糖質インスリン																									
補正インスリン																									
基礎インスリン																									

月　日	曜日																								
時間	0	1	2	3	4	5	6	7	8	9	10	11	12	13	14	15	16	17	18	19	20	21	22	23
インスリン効果値																									
糖質／インスリン比																									
血糖値																									
食事（炭水化物 g)																									
糖質インスリン																									
補正インスリン																									
基礎インスリン																									

月　日	曜日																								
時間	0	1	2	3	4	5	6	7	8	9	10	11	12	13	14	15	16	17	18	19	20	21	22	23
インスリン効果値																									
糖質／インスリン比																									
血糖値																									
食事（炭水化物 g)																									
糖質インスリン																									
補正インスリン																									
基礎インスリン																									

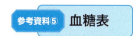

3 インスリン／カーボ比を使用する場合（記入例）

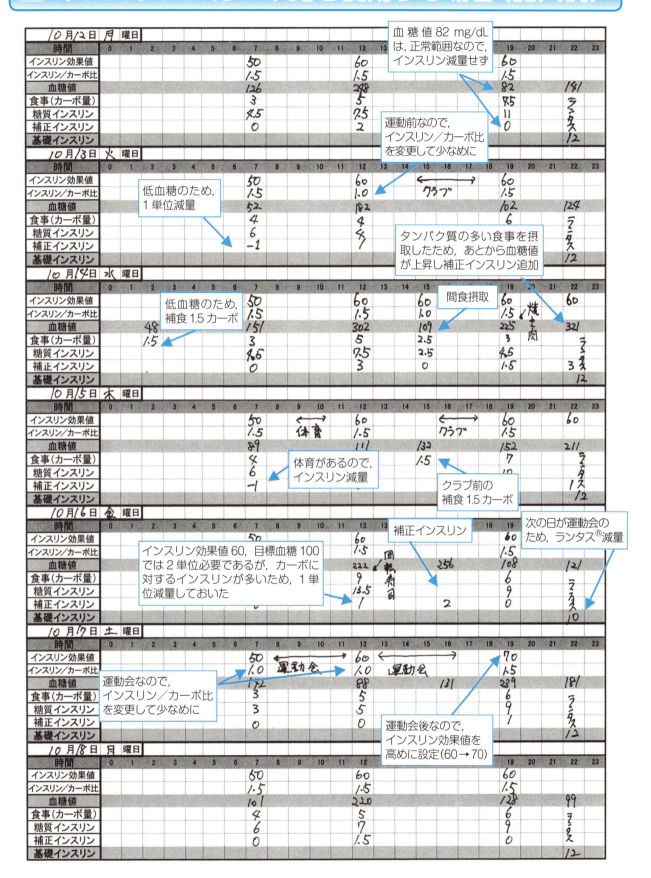

④ 糖質／インスリン比を使用する場合（記入例）

時間帯でインスリン効果値と糖質／インスリン比を異なる値で設定する

高血糖を改善するために，補正インスリンを1単位打って30 mg/dL 下げる

10月12日 月曜日

時間	7	12	19	23
インスリン効果値	30	40	40	40
糖質／インスリン比	5	7	5	
血糖値	185	115	188	205
食事（炭水化物g）	60	70	80	
追加インスリン	12	10	16	
補正インスリン	1	0	1	
基礎インスリン	0.6 — 0.8 — 1 — 0.5 — 0.7 — 1			

10月13日 火曜日

糖質50gの食事に対して，10単位の追加。血糖値はよいので補正はなし

食前が低血糖なので，補正インスリンは－1単位に

時間	7	12	19	23
インスリン効果値	30	40	40	40
糖質／インスリン比	5	7	5	
血糖値	106	109	64	112
食事（炭水化物g）	50	70	90	
追加インスリン	10	10	18	
補正インスリン	0	0	−1	
基礎インスリン	0.6 — 0.8 — 1 — 0.4 — 1 — 0.7 — 0			

10月14日 水曜日

クラブがあるので，基礎インスリンは減量

前日，朝食前に低血糖だったので，基礎インスリン減量

時間	7	12	19	23
インスリン効果値	30	40	40	40
糖質／インスリン比	5	7	5	
血糖値	54	122	172	210
食事（炭水化物g）	60	80	95	
追加インスリン	12	11.4	19	
補正インスリン	−1.5	0	1	2
基礎インスリン	0.8 — 1 — 0.4 — 1 — 0.3 — 0.7	クラブ		

10月15日

昨日はインスリン効果値40で，下がりすぎたので50へ変更

時間	7	12	19	23
インスリン効果値	30	40	40	40
糖質／インスリン比	5	7	5	5
血糖値	111	180	180	65
食事（炭水化物g）	60		85	10
追加インスリン	12		17	
補正インスリン	0		0.3	0
基礎インスリン	0.6 — 1 — (0.7) — 1 — 0.3 — 1 — 0.7	クラブ		

10月16日 金曜日

時間	7	12	19	23
インスリン効果値	30	40	50	
糖質／インスリン比	5	7	5	
血糖値	152	78	136	
食事（炭水化物g）	60	80	95	
追加インスリン	12	11.4	19	
補正インスリン				
基礎インスリン	0.6 — 0.7 — 1 — 0.4 — 1 — 0.3 — 0.7	クラブ		

10月17日 土曜日

休日の基礎インスリンは，平日とは異なる設定に

時間	0	7	12	15	19	23
インスリン効果値	40	30	40		50	50
糖質／インスリン比		5	6	6	5	5
血糖値	192	132	98		189	
食事（炭水化物g）		60	80	20	85	
追加インスリン		12	15	3	17	
補正インスリン	1.5	0	0.6		1.7	
基礎インスリン	0.6 — 1 — 0.8 — 1 — 0.6 — 1 — 0.7					

10月18日 日曜日

外出して，運動量が増えるので，基礎注入の一時減量

時間	0	7	12	19	23
インスリン効果値	50	30	30	50	40
糖質／インスリン比		5	5	5	
血糖値	205	89	185	102	189
食事（炭水化物g）		70	75		
追加インスリン		14	12.5		
補正インスリン	2	0	0		1.5
基礎インスリン	0.6 — 1 — 0.8 — 1 — 0.6 — TMP 0.4				

参考資料⑥　カーボフラッシュトレーニング（アプリ紹介）

　カーボ量の読み取り練習ができるアプリ「カーボフラッシュトレーニング」のダウンロードサイト（https://carboflush.com/）を開設しました。サイトにアクセスしていただくと体験版が利用できます。

　食品写真100点がランダムに表示されるので，そのカーボ量を見積もって入力すると，正解からのずれや見積もりに対する評価コメントが表示されます。

　問題数は，10，20，30問から選択できます。患者さんご自身で，カーボ量の読み取りの練習に活用してみてください。医療従事者による栄養指導の際にも，患者さんの読み取りの練習用として使用していただけます。なお，体験版は問題数が5問，見積もりに対するコメントが表示されないなどの制限があります。

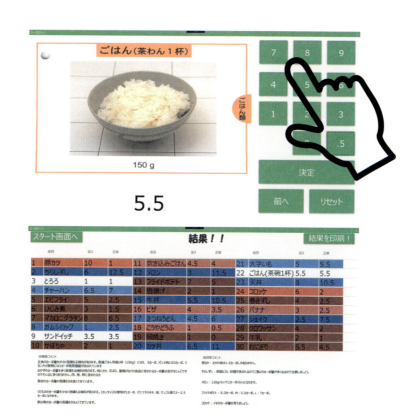

カーボ読み取り練習用アプリ ▶ https://carboflush.com/

QRコードからもアクセスできます ▶

索　引

和　文

●あ～お

暁現象	34
味付け	12
アピドラ®	19
アルコール	9
一時基礎レート	33,40
いも類	9,11,16
インスリングラルギン BS 注「リリー」	19
インスリン／カーボ比	22,30,37,38
───の初期設定	22
───の調整	29,31
インスリン効果値	21,24,26,31,38
───の初期設定	24
───の調整	31
インスリン注射	24,25
───のタイミング	31,35
インスリン分泌	19
インスリンポンプ（療法）	19,20,33,40
インスリン量	7,15,22,23,29,30,33,37,42
インスリン療法	7,19
飲料	10,11
運動	33,42
運動強度	42
栄養成分	8
───表示	11,14
応用カーボカウント	7,19,29,39
おかずのカーボ量	17
オリゴ糖	8

●か～こ

カーボカウント	7,8,12,41,42
───（の）調整	29,33,36
カーボの見積もり	8

カーボの読み取り	9,10,12,52
カーボハイドレートカウンティング	7
果糖	8
かぼちゃ	9,11
基礎インスリン	19,20,31
───の設定	20,24
───不足	34
基礎カーボカウント	7,15
基礎注入速度	21
基礎注入量	33
果物	9,10,11,16,53,54,55
グルカゴン	34
グルコース値	21
血糖値	20,24,31
───の変動	21,29,33,34,35,43
───補正	25
血糖値スパイク	32
血糖表	57
高血糖	24,30,37
ご飯のカーボ	10

●さ～そ

砂糖	8,12
残存インスリン	25
───時間	25
───量の概算法	25
持効型インスリン	19,20,21,33
脂質	39,40
───が多い食事	39
───の影響	35
持続グルコースモニター	21
持続血糖モニタリング	31,34
市販食品	14
就眠前血糖値	20
シュガーレス	8
主食（量）	9,10,16
───の調整方法	18
食後打ち	55
食後血糖値	29,39
食前血糖値	29,31

62

食物繊維……………………………… 8
人工甘味料…………………………… 8,9
身体活動量…………………………… 44
身体活動レベル……………………… 45
スクエア注入（ロング）…………… 40
正常血糖……………………………… 41
絶食試験……………………………… 21
早朝血糖値…………………………… 20
速効型インスリン…………………… 19
ソモジー現象………………………… 34

●た～と

単位…………………………… 22,24
炭水化物………………………… 7,8,14
　　───の分類……………………… 8
単糖類………………………………… 8
タンパク質………………………… 39,40
　　───が多い食事………………… 39
　　───の影響……………………… 35
超速効型インスリン（量）
……………… 19,20,21,25,31,33,39
調味料のカーボカウント………… 12,13
追加インスリン（量）……… 19,20,21,24,25
　　───の計算……………………… 21
低カロリー…………………………… 14
低血糖………………………… 24,31,33,41
でんぷん……………………………… 8
糖アルコール………………………… 8
糖質（量）……… 7,8,12,14,15,16,22
　　───の多い食品………………… 9,10
　　───の少ない食品……………… 9
　　───の計算方法………………… 15
　　───を一定にする方法………… 16
糖質／インスリン比……… 21,22,23,30,58,60
　　───の初期設定………………… 23
糖質インスリン（量）………… 21,27,28,31
　　───の計算……………………… 22
　　───量不足……………………… 35
糖質制限……………………………… 7
糖質ゼロ……………………………… 8,9
糖質控えめ…………………………… 14
トレシーバ®…………………………… 19

●に～ほ

二糖類………………………………… 8

ノボラピッド®………………………… 19
ノボリン®R …………………………… 19
ノンシュガー………………………… 8
パンのカーボ………………………… 11
必要エネルギー…………………… 15,17,44
ヒューマリン®R ……………………… 19
ヒューマログ®………………………… 19
標準体重……………………………… 44
頻回注射法………………………… 19,20
ブドウ糖……………………………… 8
ペン型注射…………………………… 40
ボーラスウィザード………………… 25
ボーラス計算機能…………………… 25
補正インスリン…………………… 21,41
　　───の計算……………………… 24

●む～れ

無糖…………………………………… 8
目標血糖値………………………… 24,26,41
ランタス®……………………………… 19
ランタス®XR ………………………… 19
理想体重……………………………… 44
レベミル®……………………………… 19

その他

1型糖尿病………………………… 19,42
carbohydrate counting …………… 7
CGM ……………………………… 21,31
OKサイズ …………………………… 11
SAP ………………………………… 21
TDD …………………………… 22,23,24,29

🔊 本書に対するご意見，ご感想を，当社ホームページまでお寄せください。

→ https://www.clinica-pub.com/

さらにかんたん！ カーボカウント 定価 2,178 円（本体 1,980 円＋税10%）

2019年 7 月25日 初版発行	
2020年10月15日 初版第 2 刷発行	
2022年 1 月20日 初版第 3 刷発行	
2024年 5 月20日 初版第 4 刷発行	

責任編集　　　川村　智行

発 行 者　　　河田　昭公

発 行 所　　　合同会社クリニコ出版

〒101-0051 東京都千代田区神田神保町 2 丁目14
朝日神保町プラザ1109
Tel：03-5357-1133
Fax：03-5357-1155
https://www.clinica-pub.com/

印　　刷　　　モリモト印刷

制　　作　　　株式会社二葉企画

©2019 Clinica Publishers, LLC, Printed in Japan
ISBN978-4-9910927-2-5 C3047 ￥1980E

本書に掲載された著作物の翻訳・複写・転載・データベースへの取込みおよび送信に関する著作権は，合同会社クリニコ出版が保有します。

JCOPY ＜（一社）出版者著作権管理機構 委託出版物＞

本書の無断複写は著作権法上での例外を除き禁じられています。複写される場合は，そのつど事前に，（一社）出版者著作権管理機構（Tel：03-5244-5088，Fax：03-5244-5089，e-mail：info@jcopy.or.jp）の許諾を得てください。

本書を無断で複製する行為（コピー，スキャン，デジタルデータ化など）は，著作権法上での限られた例外（「私的使用のための複製」など）を除き禁じられています。大学，病院，企業などにおける内部的な利用であっても，私的使用には該当せず，違法です。また私的利用に該当する場合であっても，代行業者等の第三者に依頼して前述の行為を行うことは違法となります。